Die Lichtbehandlung des Haarausfalles

Von

Dr. Franz Nagelschmidt

in Berlin

Mit 87 Abbildungen

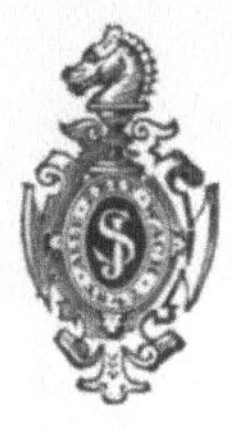

Springer-Verlag Berlin Heidelberg GmbH

1913

ISBN 978-3-662-24057-1   ISBN 978-3-662-26169-9 (eBook)
DOI 10.1007/978-3-662-26169-9

Vorwort.

Die zunehmende Bedeutung der physikalischen Therapie beginnt, sich auf den verschiedensten Gebieten der Medizin kenntlich zu machen. Leider verfügen wir in Deutschland noch nicht über spezielle Lehrstühle, von welchen aus Studenten und Ärzte sich in der Anwendung dieser Methode ausbilden können. Während zurzeit unter Nichtärzten vielfach die Neigung besteht, die medikamentöse Therapie zugunsten der physikalischen zu verwerfen, herrscht unter den Ärzten zumeist das entgegengesetzte Bestreben. Nicht etwa, daß die Mehrzahl ungünstige Erfahrungen mit der Physiotherapie gemacht hätte; vielmehr sind die oft glänzenden Resultate bisher nur einer relativ kleinen Anzahl · von Ärzten direkt bekannt geworden. Dies erklärt sich daraus, daß die komplizierte und kostspielige Apparatur nur in wenigen Instituten zur Verfügung steht, und die vielfach intensive und nicht ungefährliche Wirksamkeit physikalischer Faktoren (ultraviolette Strahlen, Röntgenstrahlen, Hochfrequenzströme etc.) ein spezielles Studium und große persönliche Erfahrung voraussetzen. Indessen liegt hierin keine Berechtigung für die Ärztewelt, an den Erfolgen derartiger Methoden achtlos vorüberzugehen. Ich halte es daher für zeitgemäß und notwendig, zunächst auf einem eng umschriebenen Gebiet, das therapeutisch bisher fast ein noli me tangere war, die deutlich erkennbaren Wirkungen eines bestimmten physikalischen Agens, nämlich der ultravioletten Lichtstrahlen, an einer größeren Reihe von Krankengeschichten darzulegen. Gerade die Heilung des Haarausfalls schließt den so beliebten Einwand der Suggestion aus, und ein etwa eingetretener Erfolg kann durch Abbildungen in unzweideutiger Weise ad oculos demonstriert werden.

Wenn es dem vorliegenden kleinen Werk gelingt, den Leser von der Wirksamkeit der physikalischen Medizin — wenigstens auf dem in Rede stehenden, praktisch nicht unwichtigen Gebiet — zu überzeugen, so wird es vielleicht dazu beitragen, das Interesse auch für andere, bedeutsamere Methoden und Indikationen anzuregen.

Nagelschmidt.

Der Haarschmuck des Menschen zeigt nach Rasse, Alter, Geschlecht, Individuum und Sitte mannigfache Variationen. Die Grenzen zwischen normaler natürlicher Behaarung und pathologischer spärlicher Behaarung oder Haarverlust lassen sich oft schwer ziehen. Individuelle und Rasseneigentümlichkeiten bedingen hierin große Differenzen. Der Haarwuchs eines normalen Mitteleuropäers erscheint z. B. spärlich gegenüber dem dichten Wollkopf eines Negers. Ebensowenig würde es möglich sein, durch Rasieren der Seitenflächen des Kopfes bei einem Mitteleuropäer einen langen chinesischen Zopf zu erzielen. Da wir uns in der vorliegenden Arbeit lediglich mit dem krankhaften Haarausfall und einigen damit im Zusammenhang stehenden Veränderungen des Haarbodens und der Haare selbst und zwar nur mit Bezug auf Angehörige der weißen Rasse beschäftigen wollen, verweisen wir bezüglich der Haaranomalien anderer Rassen auf die speziellen Lehrbücher der Anthropologie. Es soll auch nicht unsere Aufgabe sein, eine ausführliche Pathologie der Haarkrankheiten zu geben, und müssen wir ebenfalls diesbezüglich auf Spezialwerke hinweisen.

Fragen wir uns, wann wir von einem krankhaft spärlichen Haarwuchs, einem krankhaften Haarausfall, einer pathologischen Verdünnung und Verkürzung der Haare, sowie Veränderung der Haarfarbe sprechen sollen, so müssen wir uns zunächst mit den normalen diesbezüglichen Schwankungen beschäftigen.

Betrachten wir die Haut des menschlichen Körpers genau, so können wir leicht feststellen, daß fast die ganze Haut mit Haaren besetzt ist. Es gibt nur wenige absolut haarlose Stellen, nämlich die Fußsohle, die Hohlhand, die Lippen, das innere Blatt des Präputiums, die Eichel des Penis und den Introitus vaginae. Stellung, Farbe, Dicke, Länge und Form der Haare unterliegen den mannigfachsten Schwankungen.

Die Haare sind ebenso, wie die Zähne und Nägel, Epidermoidalbildungen (Abb. 1). Am Ende des dritten Entwicklungsmonats wuchert die Schleimschicht an einzelnen Stellen (Hertwig) und bildet kleine, solide Zapfen, die Haarkeime, welche sich in die unterliegende Lederhaut hineinsenken. Durch weitere Verdickung, Wucherung, Vaskularisierung bildet sich schließlich der Haarbalg, der aus einem bindegewebigen

und einem epithelialen Teil besteht (Abb. 2). Der epitheliale Teil
setzt sich aus der äußeren und inneren Wurzelscheide zusammen und besitzt noch eine Anzahl Anhangsgebilde, nämlich die Haartalgdrüsen, welche
zwischen Wurzelscheide und Haar dicht unter der Hautoberfläche
einmünden (Abb. 3). Ihr Sekret sorgt für genügende Einfettung des
Haares und schützt die Haarbalghöhle vor dem Eindringen von Flüssig-
keit. Unterhalb der Haartalgdrüsen erstreckt sich schräg um den
Haarbalg nach der Oberfläche zu, die glatte Hautmuskulatur, in Form
der feinen Musculi arrectores pilorum, welche für mechanische Ent-

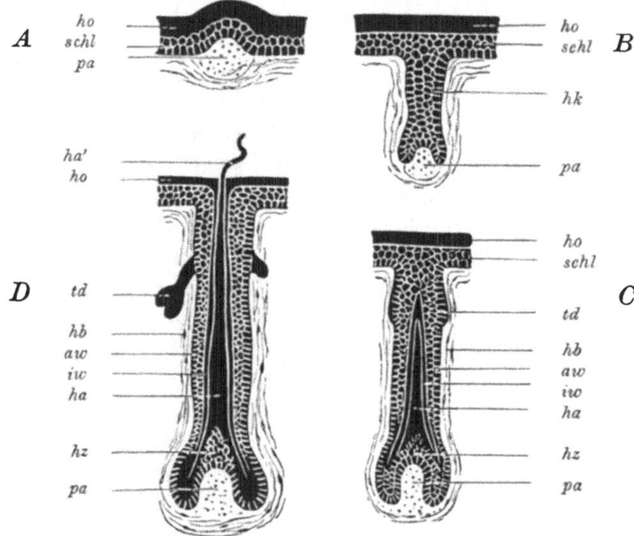

Abb. 1. *A* Entwicklung der Haarpapille auf der freien Hautoberfläche
(nach Götte). *B, C, D* drei verschiedene Stadien der Entwicklung des
Haares bei menschlichen Embryonen. *ho* Hornschicht der Epidermis; *schl*
Schleimschicht; *pa* Haarpapille; *hk* Haarkeim; *hz* Haarzwiebel; *ha* junges
Haar; *ha*[1] die aus der Haartasche herausragende Spitze; *aw* äußere, *iw*
innere Wurzelscheide des Haares; *hb* Haarbalg; *td* Talgdrüse (aus Hertwig, Entwicklungsgeschichte, S. 491).

leerung der Haartalgdrüsen sorgen und die Entstehung der sogenannten
Gänsehaut ermöglichen.

Der bindegewebige Teil des Haarbalges besteht bei den dickeren
Haaren im wesentlichen aus drei Schichten: 1. der äußeren Längsfaser-
schicht, welche zahlreiche elastische Fasern besitzt; 2. einer dickeren,
mittleren Ringfaserschicht und 3. der sehr zarten inneren Glashaut,
einer feinen Membran.

Die Epithelzellen, welche die Papillen direkt überziehen, fangen
an, zu wuchern, und bilden die sogenannte Haarzwiebel, d. h. dasjenige
Gewebe, durch dessen weitere Wucherung und allmählich zunehmende

Verhornung das eigentliche Haar geliefert wird.   Es entsteht so zuerst
eine in der Tiefe des Haarbalges gelegene kleine Hornspitze, welche durch
weiteres Wuchern der
Haarzwiebelzellen und
allmähliches Verhornen
dieser nach der Peri-
pherie zu weiter empor-
geschoben wird, schließ-
lich die Haartasche nach
der Hautoberfläche zu
durchdringt und nun

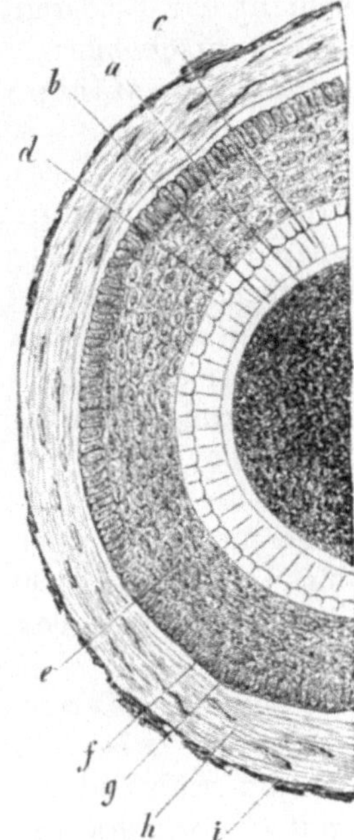

Abb. 2. Querschnitt durch
ein Kopfhaar samt Balg.
a Haar, *b* Oberhäutchen,
c innere, äußere Lage
der Haarscheide, *e* Keim-
schichte des Haarbalges,
f Basalschichte derselben,
g Glasmembran des Bal-
ges, *h* Faserschichte des-
selben, *i* Grenze. (Nach
Frey, aus Gegenbaur,
Anatomie).

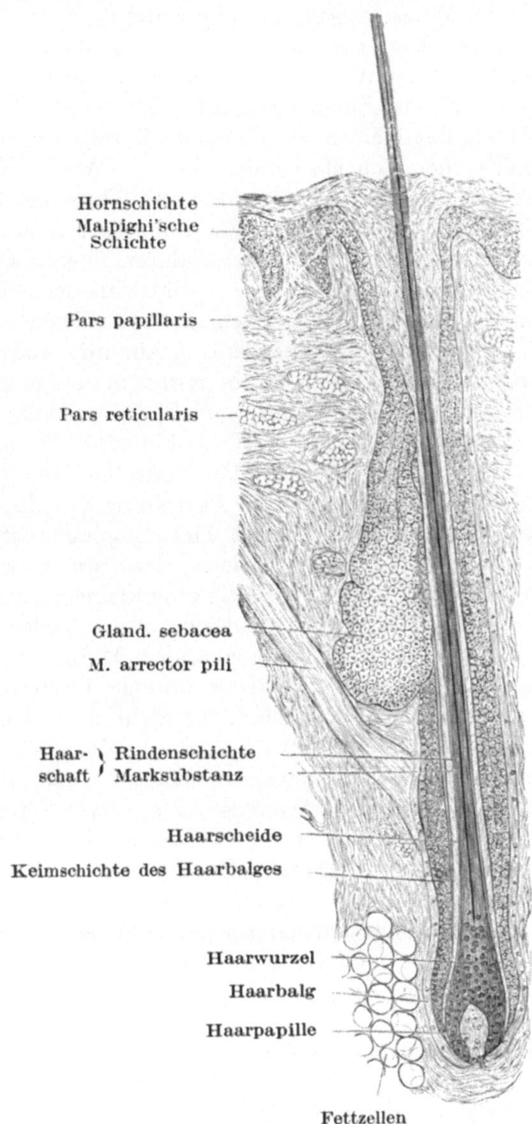

Abb. 3.   Teil eines Schnittes durch die Haut mit
einem Barthaare. ca. $^{70}/_1$. Nach Biesiadecki.
(Aus Gegenbaur, Anatomie.)

allmählich zum äußerlich sichtbaren Haar weiter wächst.   Erschöpft sich
die Wachstumsenergie der Haarzwiebel, so hört auch die Bildung neuer

Hornsubstanz auf; der Zusammenhang des verhornten Haarschaftendes mit der Papille lockert sich, und das Haar wird nur noch mechanisch in der Wurzelscheide zurückgehalten. Es genügt jetzt ein leichter mechanischer Zug, um das Haar zum Ausfallen zu bringen. Hierbei wirkt nun das an die Stelle des abgestorbenen Haares tretende Ersatzhaar ebenfalls zur Eliminierung mit. Es bildet sich nämlich von der Lederhaut aus in der Haartasche eine neue Papille, auf welcher sich das junge Haar mit seinen Scheiden in der gleichen Weise ansetzt wie das erste. Durch sein Wachstum schiebt es das alte Haar vor sich her, aus seinen Scheiden heraus, und bringt es so, auch ohne mechanische Einwirkung von außen, zum Ausfallen. Nach einer anderen Theorie sollen sich indessen, wie beim Embryo, neue Haarkeime direkt von der Schleimschicht der Epidermis aus anlegen. Indessen scheint diese Theorie weniger wahrscheinlich.

Entfernt man mechanisch ein mit noch proliferationsfähiger Haarzwiebel versehenes Haar, indem man es dicht an der Hautoberfläche mit einer Epilationspinzette faßt, so tritt am Haarschaftende die Kontinuitätstrennung in der Weise ein, daß die im Zentrum des Haarschaftquerschnittes gelegenen Papillenzellen an der Grenze der Verhornung abreißen, während an der Peripherie des Haares der Verhornungsprozeß schon etwas weiter in die Tiefe gegangen ist, so daß ein solches noch lebensfähiges ausgerissenes Haar am unteren Ende zwar eine Schaftverdickung, aber gleichzeitig eine kleine zentrale trichterförmige Höhlung besitzt. Hiervon ist deutlich unterschieden ein abgestorbenes und zum normalen Ausfallen gelangtes Haar, indem nämlich um das Schaftende herum sich eine kleine kolbige Verdickung durch die anhaftenden und geschrumpften Zellen der nicht mehr lebensfähigen Matrix gebildet hat. Man nennt solche zum physiologischen Ende veränderten, dem normalen Ausfall geweihten Haare Kolbenhaare.

Die einzelnen Arten der Haare haben nun eine verschiedene Lebensdauer. Indessen ist sie sehr schwer in absoluten Zahlen zu geben und unterliegt großen individuellen Schwankungen. Schon während des embryonalen Lebens ist die ganze Körperoberfläche mit Lanugohaaren besetzt, welche intrauterin bereits einem Wechsel unterliegen, von dem Embryo verschluckt werden und nach der Geburt einen Teil des Mekoniums, des Kindspechs, ausmachen. Die Lanugo- oder Flaumhaare sind etwa 5 μ dick und nur wenige Millimeter lang. Gleich nach der Geburt fallen sie stark aus und werden an bestimmten Stellen durch andere Haararten ersetzt. Auf der Kopfhaut kann schon vor der Geburt der Ersatz der Lanugohaare durch Kopfhaare stattfinden.

Die Kopfhaare sind wesentlich dicker als die Lanugohaare. Ihr Durchmesser schwankt zwischen 0,08 und 0,15 mm. In der Regel pflegen blonde Haare etwas dünner zu sein als dunkle.

Das Haarwachstum findet im allgemeinen im Sommer stärker statt als im Winter, wobei erhebliche Differenzen auftreten können. Aber auch physiologisch unterliegt das Längenwachstum der Haare bedeutenden individuellen Schwankungen. Es beträgt bei den Frauen der weißen Rasse ungefähr 6—8 mm pro Monat im Winter und 8—12 mm im Sommer. Diese Zahlen gelten jedoch nur für die ersten Jahre der Existenz des einzelnen Haares. Wird das Haar und das Individuum älter, so verlangsamt sich auch das Längenwachstum, und schließlich tritt der normale physiologische Wachstumsstillstand ein. Das Haar behält hierbei seine Länge bis zum Ausfallen. So kommt es, daß die normale Länge des Haares der weißen Frau 50—75 cm beträgt; nur ausnahmsweise werden 100 cm und mehr erreicht.

Man beobachtet eine verschiedene Gestaltung des Haares und unterscheidet danach glattes, welliges, krauses, geringeltes Haar. Die Unterschiede dieser Formen beruhen auf den verschiedenen Querschnittsfiguren. Glatte Haare haben einen runden Querschnitt, lockige Haare zeigen ovalen oder eckigen Querschnitt, auch kannelierten Schaft. Die feine Spitze der ersten Haaranlage pflegt sich nicht immer bis zum Ausfallen des Haares zu erhalten. Es ist vielmehr üblich, daß bei Männern, welche eine kurze Haartracht zu tragen pflegen, eine regelmäßige Beschneidung des nachwachsenden Haarschaftes den Spitzenteil des Haares entfernt, und auch bei Frauen kann durch häufiges Brennen oder durch die dauernde Reibung der Haarschaft mehr oder weniger dicht an der Spitze abbrechen oder sich abnutzen. Auch Erkrankungen des Haares können, wie wir später sehen werden, wesentliche Veränderungen des Haarschaftes bedingen.

Meist besteht ein gewisser Zusammenhang zwischen Haar- und Hautfarbe des betreffenden Individuums. Dunkelhäutige, welche viel Hautpigment haben, haben auch fast stets dunkle Haare, während Blonde und besonders Rothaarige eine helle, zarte Haut und wenig pigmentierte Iris aufweisen. Albinos haben häufig gänzlich farbloses, weißes Haar. Meist ist die Farbe des Haupthaares von demselben Individuum eine gleichmäßige. Indessen kommen auch Abweichungen hiervon vor. Es ist nicht selten, daß kleine Kinder hellblond sind und beim Heranwachsen allmählich dunklere Schattierungen, ja, sogar schwarze Haare bekommen. Gelegentlich findet man auch gruppenweise heller oder dunkler gefärbte Haare als das übrige Kopfhaar. Auch verschiedene Farbennuancen an demselben Haare kommen öfters zur Beobachtung.

An dieser Stelle interessiert uns im wesentlichen das vorzeitige diffuse Ergrauen der Haare, sowie das Auftreten zirkumskripter weißer Herde im sonst braunen oder dunklen Haar. Die Patienten, die wegen vorzeitigen Ergrauens ärztliche Hilfe in Anspruch nehmen wollen, werden keineswegs stets von der Eitelkeit getrieben. Für viele spielen sehr reale Motive eine Rolle: für Frauen die Ehefrage, für die Männer die Anstellungssorge im Wettbewerb mit jüngeren Kräften.

Nach dem neuesten Lehrbuch von Joseph (1910) „kommt für alle diese natürlich nur das Haarfärben in Betracht, da es kein Mittel gibt, den Haarpapillen die verlorene Funktion der Pigmententwickelung wiederzugeben (Lang)." Daß wir im Gegensatz zu dieser Anschauung über Mittel verfügen, in einzelnen Fällen das Ergrauen zu beseitigen und die Haarpapillen zur Pigmenterzeugung zu zwingen, will ich an zwei Fällen illustrieren. In einem Falle zeigte eine Dame im Februar 1908 zahlreiche graue Haare diffus im braun behaarten Kopf; daneben war das Haar kurz und kraus geworden, während es früher lang und wellig war. Eine drei Monate durchgeführte Lichtbehandlung nach der später zu schildernden Technik brachte ein wesentlich erhöhtes Längenwachstum und fast völliges Verschwinden der grauen Haare. Allerdings trat dieser Erfolg erst deutlich im Laufe des 12.—15. Monats nach Ab-

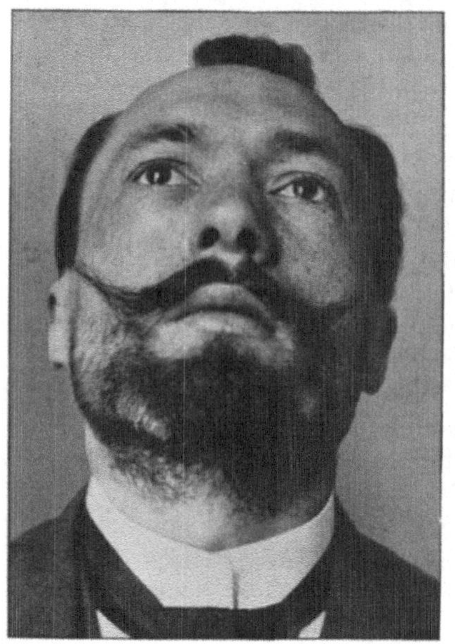 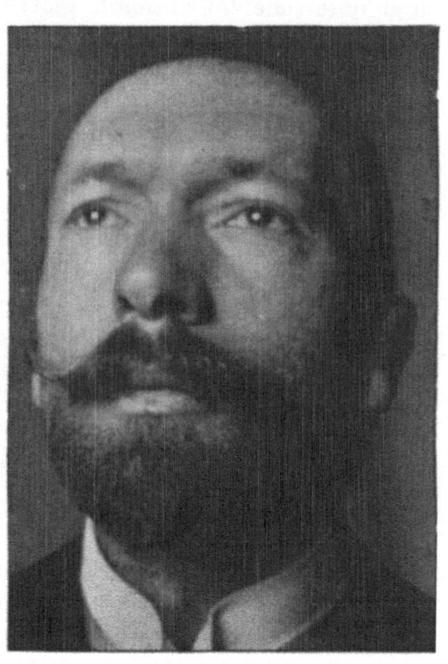

Abb. 4. Vitiligo, 2 zirkumskripte weiße Herde im Bart. Abb. 5. Durch Lichtbehandlung geheilt, derselbe, 9 Jahre später.

schluß der Behandlung auf. Es mußte erst der größte Teil der grauen Haare ausfallen und den nachwachsenden pigmentierten Haaren Platz machen.

Die Beseitigung isolierter weißer Stellen im Bart eines 30 jährigen Herrn zeigen die Abb. 4 und 5. Er wurde im Jahre 1901 in sieben Sitzungen mit Finsenlicht bestrahlt. Die Abb. 5 zeigt noch neun Jahre später die bereits nach einem Jahre vollkommen in Naturfarbe nachgewachsenen dunkelbraunen Haare. Später — der Patient ist jetzt noch in meiner Behandlung wegen eines nervösen Leidens — ergrauten andere Stellen des Bartes in mehr diffuser Weise, aber die vor 12 Jahren mit Licht behandelten Stellen sind noch heute gleichmäßig braun. Derartige Erfolge sind nun durchaus nicht stets mit Sicherheit zu erzielen, und es gehört viel Geduld von seiten des Arztes und Patienten dazu, die langwierige Kur durchzuführen. Führt sie auch nicht stets zum Ziele, so wird doch mit großer Sicherheit der Erfolg erzielt, daß das Haarwachstum wesentlich gefördert und der Ausfall verhindert oder zumindest lange hinausgeschoben wird.

Wesentlich dicker als die Kopfhaare pflegen die Barthaare zu sein, deren Durchmesser bis zu 0,22 mm erreicht. Ihr Querschnitt ist meistens oval, so daß sie mehr oder weniger gekräuselt oder geringelt sind. Ein sehr beschränktes Längenwachstum haben Augenbrauen und Wimpern. Ihre mittlere Lebensdauer beträgt nur 4—5 Monate, auch pflegt ihre Färbung eine etwas dunklere zu sein als die Haupthaarfarbe des betreffenden Individuums. Die Wimpern und Augenbrauen stellen straffe, borstenähnliche Haare dar.

Das Haar und der dieses umgebende Haarbalg durchsetzen die Haut keineswegs in gerader Richtung, sondern meist mehr oder weniger schräg. So kommt es, daß die Haare, da die Verteilung der gleichmäßig schräg verlaufenden Haarbälge eine nach bestimmten Gesetzen gruppierte ist, strichförmig angeordnet sind. An den Stellen, wo derartige Haarstriche radiär oder spiralig um einen gemeinsamen Zentralpunkt angeordnet sind, spricht man von einem Wirbel. Solche Wirbel sieht man am Scheitel, an verschiedenen Stellen im Gesicht, am Ohr, in den Achselhöhlen etc.

Den Teil des Haarschaftes, der unterhalb der Hautoberfläche liegt, nennt man die Haarwurzel. Je nach der Art des Haares kann sich die Wurzel verschieden tief in die Haut hinein erstrecken. Lanugohaare pflegen nur die obersten Hautschichten bis in die Lederhaut hinein zu durchsetzen, während lange Haare und Borstenhaarwurzeln bis in das subkutane Fettgewebe hineinreichen können. Die Richtung des aus der Haut herausragenden Haares braucht nicht immer maßgebend für den Verlauf des Wurzelkanales zu sein. Es kommen vielmehr hier häufig Richtungsveränderungen vor, so daß wir neben Wurzelrichtungen, die in der Richtung des Haarschaftes die Haut durchsetzen, auch solche, die in einem Winkel geknickt oder spiralig gekrümmt sind, beobachten.

Untersuchen wir die Haare eines normalen, kurze Haartracht tragenden Mannes, so können wir zunächst durch Betrachtung unter der Lupe oder im Mikroskop feststellen, daß nur ein Teil der Haare seine physiologische Ausbildung bis zum Ausfallen erreicht. Der größte Teil der kurz geschorenen Haare zeigt deutlich Fehlen der Spitze infolge des Haarschnittes, und wir können an einem solchen Haar nicht mehr feststellen, ob seine Lebensdauer und Länge eine normale war. Hierfür sind lediglich Haare maßgebend, welche mit Spitze und Wurzelknötchen zum Ausfallen gelangen. Der normale Haarausfall des Kopfhaares beträgt bei einem ungefähren Durchschnittsbestande von insgesamt 100 000 bis 150 000 Haaren 10 bis 50 Haare pro Tag. Mißt man die Durchschnittslänge während eines größeren Zeitraumes, so kann man

sich über den individuellen Haarwuchs der betreffenden Person hiermit
genügend orientieren. Betrifft mehr als ein Drittel der täglich ausfallenden Haare solche, welche mit der Spitze versehen sind, und eine
deutlich unter der Durchschnittslänge stehende Zentimeterzahl aufweisen, so kann man von einem leichten pathologischen Haarausfall
sprechen. Schreitet der Krankheitsprozeß fort, so verkürzt sich die
Länge der Haare allmählich — was wir besonders bei Frauen leichter
beobachten, da diese ihre Haarspitzen nicht schneiden und das Haar
bis zum Maximum seiner Wachstumsmöglichkeit gedeihen lassen —
und die ausfallenden Spitzenhaare werden immer kürzer; sie bleiben
mehr und mehr hinter der normalen Durchschnittslänge zurück, wobei
auch ihre absolute Zahl wesentlich zunimmt. Wir haben es dann schon
mit einem schwereren Falle oder einem weiteren Fortschreiten der Erkrankung zu tun. Wir sind somit durch die einfache Methode der Zählung
und des Vergleiches der Länge der ausfallenden Haare mit der Durch-
schnittshaarlänge des betreffenden Individuums in der Lage, uns ein
für klinische Zwecke ausreichendes Kriterium über das Vorhandensein
eines pathologischen Haarausfalles zu schaffen. Schwieriger ist schon
die Feststellung des Dünnerwerdens des einzelnen Haarschaftes,
da die Haardicke ja erheblichen individuellen Schwankungen unterliegt
und bei Erkrankungen des Haarkleides weniger einzelne Haare sich
in ihrem Dickendurchmesser ändern, als vielmehr ihre Gesamtheit, so
daß Vergleiche nur dann möglich sind, wenn Haarproben früherer Jahre
aufbewahrt wurden. Sind erst kahle Stellen vorhanden oder ist das
Haar insgesamt deutlich gelichtet und wesentlich verkürzt, so werden
Zweifel über das Bestehen eines pathologischen Zustandes wohl kaum
auftreten.

Wie bei anderen Geweben des menschlichen Körpers, so kommen
auch bezüglich der Behaarung Entwickelungsanomalien vor. So
gibt es Menschen, bei denen die Haaranlage vollkommen fehlt,
oder in den ersten Jahren nach der Geburt ein vollkommenes Verschwinden jeglicher Behaarung eintritt. Diese Individuen haben ein charak-
teristisches Aussehen, so daß man sie auf der Straße schon leicht erkennt,
trotzdem sie eine Perücke zu tragen pflegen. Das Auffallende an ihnen
ist das Fehlen der Augenbrauen und Wimpern (siehe Abb. 6 und 7).
In derartigen Fällen einer vollkommenen Aplasie ist natürlich jede
Therapie erfolglos, und hier tritt die Kosmetik in ihre Rechte. Das
Haupthaar wird durch Perücken ersetzt. Der Eindruck eines ab-
rasierten Schnurrbartes und Backenbartes kann durch geschickte punkt-
förmige Tätowierungen hervorgerufen werden. Auch die Implan-
tation von Haaren in der Augenbrauengegend wurde, allerdings mit un-
genügendem Erfolg, versucht. Ist die Aplasie keine vollkommene, sondern
der Haarausfall erst im Laufe der Kindheit oder später komplett eingetreten, so ist noch nicht jede Hoffnung auf Haarregeneration geschwunden. Indessen sind die Aussichten für eine komplette Regeneration sehr

gering, und eine lange durchgeführte Therapie erreicht meist nur das Wiedererwachen der Follikeltätigkeit in einzelnen Haargruppen.

Streng zu trennen von der aplastischen, meist universellen Alopecie sind alle diejenigen Fälle von Haarverlust partieller oder totaler Art, bei denen eine normale Haar- oder Haarwurzelanlage besteht, die aber durch irgend einen pathologischen Prozeß einen Defekt ihrer Funktion erlitten hat. Hierhin gehören zunächst diejenigen Fälle, bei denen im Verlauf oder im Anschluß an fieberhafte oder erschöpfende Krankheiten ein teilweiser oder totaler Haarausfall eingetreten ist. So sehen wir nicht selten nach Typhus, Scharlach, Pneumonie, Puerperium, ja, sogar nach starken seelischen Erregungen plötzlich einen intensiven

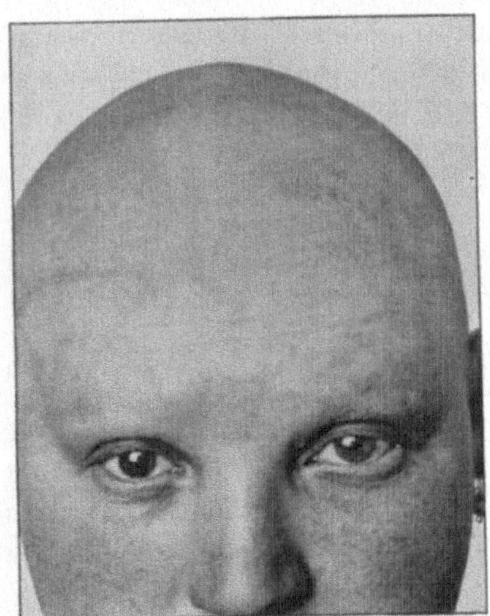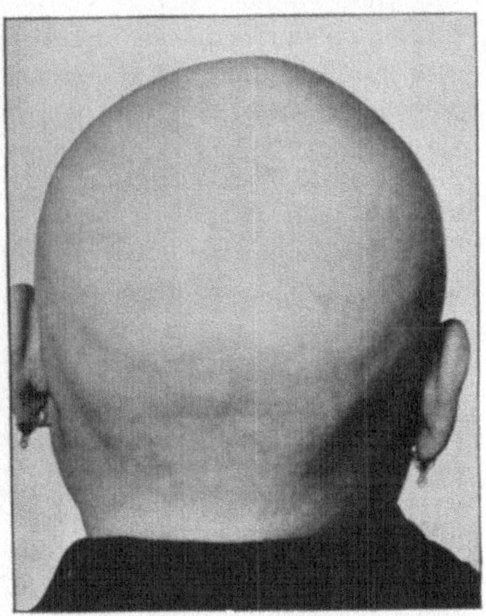

Abb. 6 und 7. 21jähriges junges Mädchen mit totaler Aplasie. Fehlen der Augenbrauen und Wimpern.

Haarausfall einsetzen, der meistens kein totaler ist, aber doch zu einer erheblichen und entstellenden Intensität anwachsen kann. Zwar ist die Prognose dieser Fälle keine ungünstige. Indessen gibt es Fälle, die bei den bis vor kurzem üblichen Behandlungsmethoden einen durchaus malignen Charakter bezüglich der Regenerationsfähigkeit zeigen, und selbst die günstig verlaufenden Fälle benötigen meist eine sehr lange Zeit zur spontanen Heilung. Ein solcher Fall ist in Abb. 10 dargestellt. Die Quarzlichtbehandlung hat zu einer schnellen Haarregeneration geführt.

Die Therapie bestand im wesentlichen, auch nach modernen Lehrbüchern, in Hebung des Allgemeinbefindens, roborierender Diät und Behandlung des für den Haarausfall inkulpierten Grundleidens. So wird bei Chlorose Eisen verordnet, bei Diabetes eine antidiabetische Diät.

Selbst die merkwürdigsten diätetischen Maßnahmen werden heute noch empfohlen. So rät Joseph in seinem Lehrbuch[1]) zu reichlicher Verabreichung von Hafermehl, geröstetem Brot und Leimstoffen. Auch Arsen wird vielfach verordnet mit der Begründung, daß nach seiner internen Darreichung es im Haarschaft nachzuweisen ist. Damit ist allerdings noch nichts für seine therapeutische Wirksamkeit bewiesen.

Es ist wahrscheinlich, daß die übliche Behandlung, die wir dem Haar oder dem Haarboden bei der Toilette angedeihen lassen, einen gewissen Einfluß auf die Erhaltung des Haarbodens besitzt, so z. B. ist die Mißhandlung mit spitzen Kämmen, harten Bürsten, mechanisch betriebenen Bürstmaschinen, wie sie z. B. in England vielfach üblich sind, zweifellos zu widerraten. Oft wird Schneiden der Haare als ein Mittel zur Erhöhung des Längenwachstums oder zur Erhaltung der Haare angegeben. Die exakte Beobachtung hat jedoch erwiesen, daß häufiges Schneiden unzweifelhaft das Wachstum der Haare verlangsamt. Indessen dürften wir doch wohl in den seltensten Fällen derartigen Manipulationen die Schuld an dem frühzeitigen oder übermäßigen Haarverlust beimessen. Ist erst ein stärkerer Haarausfall oder selbst nur eine eingewurzelte Seborrhoe entstanden, so ist die Therapie, so weit sie in den Lehrbüchern mitgeteilt ist, ziemlich machtlos.

Der geringe Erfolg der direkten therapeutischen Maßnahmen (Lassarsche Kur, Pomaden, Haarwasser) zwang geradezu, den allgemein diätetischen Verordnungen und der Berücksichtigung der gesamten Körperbeschaffenheit den Hauptwert beizulegen. Wir sind weit entfernt, das Gebiet der Haarerkrankungen einer eng begrenzten lokalen Spezialbehandlung ausschließlich zuweisen zu wollen. Gewiß soll der Spezialarzt über der lokalen Erkrankung nicht den Allgemeinzustand seines Patienten vernachlässigen. Wir werden aber viel schneller und viel sicherer zum Ziel gelangen, wenn wir neben den allgemein nötig erscheinenden Maßnahmen, die stets nur langsam ihre lokale Wirkung erweisen, eine spezifisch wirksame Lokaltherapie zur Verfügung haben. Darin sind sich die Lehrbücher auch einig, insofern sie die leicht erkennbaren Veränderungen (zu fettes, zu trockenes Haar, übermäßige Schuppenbildung etc.) durch lokale Maßnahmen behandeln. Daher die Unzahl der alkoholischen, alkalischen Lösungen und Schüttelmixturen für fettreiche Haare, und der Pomaden mit oder ohne medikamentöse Zusätze für trockenes Haar und Schuppen.

Fast mittelalterlich mutet es uns jedoch an, wenn man in modernsten Lehrbüchern ernstlich „Hafermehl und geröstetes Brot" zur Anreicherung der Haare mit Schwefel, Silizium, Eisen und Mangan empfohlen sieht. Ja, sogar rohe Eier und rohe (nicht sterilisierte!) Milch werden zur speziellen Anreicherung der Haare mit Schwefel verordnet, und als

---

[1]) Joseph, Lehrbuch der Haarkrankheiten, 1910, S. 10.

besonders nützlich wird Leimfütterung erachtet. Weniger abenteuerlich erscheint uns die Eisen- oder Arsentherapie, wenngleich auch sie wohl nur ut aliquid fiat verordnet wird. Von allen diesen und vielen anderen Vorschriften haben sich uns wesentlich zwei bewährt: die eine zur Behandlung eines zu fetten, die andere für zu trockenes Haar, beide aber nur zur Unterstützung derjenigen lokalen Methode, von welcher wir bisher allein eklatante Erfolge in Krankheitsfällen gesehen haben. Für die Pflege gesunder Haare dagegen und zu ihrer Konservierung sind diese beiden Mittel vollkommen ausreichend und haben sich vielfach bewährt.

Zu fettes Haar lassen wir alle acht Tage mit lauwarmem Wasser und venetianischer Kinderseife (Marseiller Seife) waschen und einmal monatlich champoonieren. Zu trockenes Haar wird alle 14 Tage gewaschen, monatlich champooniert und je nach dem Grad der Trockenheit mit Pomade regelmäßig eingefettet (z. B. Sulf. praecipit. 2,0, Vaselin alb. 20, Lanolin ad 50, eventuell mit Parfümzusatz). Besteht Neigung zur Schuppenbildung, so haben sich uns in beiden Kategorien regelmäßige Eintupfungen der gescheitelten Kopfhaut mit dem Pohl-Pinkusschen Haarwasser vorzüglich bewährt (Sol. natr. bicarbon. 3,0 : 170,0, Glycerin, Spirit. lavand. aa ad 200,0), entweder täglich oder jeden zweiten Tag. Mit diesen einfachen Mitteln kann man zur Konservierung gesunder Haare, ja zur Beseitigung einer leichten Seborrhoe und zur Kräftigung eines annähernd gesunden Haarbodens viel tun.

Bei erheblicheren Störungen oder zur Beseitigung anderer Anomalien kommen wir jedoch hiermit ebensowenig wie mit der allgemeinen Therapie aus. Die Ohnmacht der üblichen therapeutischen Methoden zeigt sich deutlich bei einer Reihe von Affektionen, die in der Literatur zwar vielfach besprochen werden, deren klinische Bedeutung aber nicht genügend groß ist, um ein ausführliches Eingehen an dieser Stelle zu rechtfertigen. Wir erwähnen daher nur eine Reihe von Veränderungen der Haare, die mit scheinbarem oder tatsächlichem Haarausfall einhergehen, ohne daß die Ursache dieses Verlustes in der mangelnden Generationsfähigkeit des Haarbodens liegt. So hat die Trichorrhexis nodosa, die Trichonodosis, Trichomykosis, das Auftreten von Pili monileformes eine Unzahl von Publikationen hervorgerufen, und die wissenschaftlich ganz interessanten Erscheinungen haben in der Tat eine Reihe scharfsinniger Beobachtungen und Mitteilungen von Krankengeschichten gezeitigt. Indessen ist die praktische Bedeutung dieser Erkrankungen eine relativ geringe. Wir sehen bei der Trichorrhexis nodosa im Verlauf des sonst glatten Haarschaftes kleine Verdickungen auftreten, die bei näherer Betrachtung sich als eine den Querschnitt des Haares betreffende Auffaserung darstellen, und lassen es dahingestellt, ob für das Entstehen dieser Krankheit lediglich rein mechanische Momente oder periodisch das Wachstum beeinflussende Störungen der Haarmatrix anzuschuldigen sind. Die Krankheit führt dazu, daß die Haare an den betroffenen Stellen des Schaftes leicht abbrechen, und die Therapie beschränkt sich im wesentlichen auf das Fernhalten von Schädigungen. So hatte man bald bemerkt, daß energische Behandlungsmethoden durch mechanische Einwirkung die Krankheit verschlimmerten, und daß das Haar eine Neigung zu großer Trockenheit aufwies. Es ergab sich daraus die Fernhaltung mechanischer Schädigungen und das Verbot, die Haare mit Seife zu waschen, als Haupttherapie. Daneben wurde reichliche Einfettung verordnet. Immerhin aber konnte von einer erfolgreichen Behandlung keine Rede sein.

Bei der Trichonodosis, der Piedra und Trichomykosis entstehen ebenfalls knötchenförmige Verdickungen, die aber auf Pilzwucherungen beruhen, und hierbei ist die Therapie mittelst Waschungen und Desinfektionsmitteln etwas erfolgreicher, wenngleich auch nur die äußersten Schichten der Haarschäfte derartigen Einwirkungen zugänglich sind. Gänzlich aussichtslos ist die Therapie bei den sogenannten Pili monileformes, eine Erkrankung, bei der der Haarboden in mehr oder weniger großer Ausdehnung mit weißlichen Knötchen oder Schüppchen besetzt ist. Die Affektion führt zu mehr oder minder ausgedehnter Kahlheit, kann jede Region des Körpers ergreifen und zu Verwechselungen mit Alopecia areata führen. Die Untersuchung von Haarresten ergibt das Auftreten von reihenförmigen An- und Abschwellungen im Verlauf des Haarschaftes, deren Deutung jedoch noch nicht einwandsfrei gelungen ist, insofern es sich in einer Reihe von Fällen sicherlich um platte, in ihrer Längsachse mehrfach gedrehte Haare handelt, deren Anblick teils von der Fläche, teils von der Kante aus die An- und Abschwellung vortäuschen kann. Die Therapie hierbei, sowie bei den Pili annulati ist machtlos.

Wir kommen nunmehr zu der wichtigsten uns hier interessierenden Affektion, nämlich der **Alopecia areata**. Die Natur dieser Affektion ist unklar. Es ist wahrscheinlich, daß mehrere ätiologisch ganz verschiedene Erkrankungen unter dem gleichen klinischen Bilde auftreten können. Eine Reihe von Fällen ist sicherlich tropho-neurotischer Natur, d. h., es lassen sich keinerlei äußere oder bakterielle Ursachen für das Auftreten finden. In anderen Fällen spielen Pilzaffektionen eine Rolle, so z. B. Herpes tonsurans, Trychophytie, wenngleich es auch möglich ist, daß eventuell nachweisbare Parasiten als begleitende Faktoren anzusehen sind und nicht notwendig äthiologisch in Frage kommen. Aber auch bei den scheinbar rein tropho-neurotichen Formen werden Epidemien beobachtet, so z. B. in Knabenpensionaten oder bei Polizeibeamten eines bestimmten Bezirkes, sowie bei Angehörigen eines gewissen Berufes, z. B. bei den Angestellten der Großen Berliner Straßenbahn. Es liegt in diesen letzteren Fällen immerhin die Möglichkeit vor, daß durch das Verwechseln oder Weitergeben von Dienstmützen eine Übertragung stattfinden konnte. Die Kombination dieser Affektion mit Seborrhöe, Vitiligo, Trichorrhexis und anderen Affektionen kann eine rein zufällige sein. Zweifellos gibt es jedoch rein trophische Fälle, wie die Tierversuche z. B. von Joseph beweisen, der nach Exstirpation gewisser Halsganglien bei Katzen Alopecieherde mit Atrophie der Haarpapillen erzeugte. Auch nach Kopfverletzungen und Halsoperationen beim Menschen wurde das Auftreten von Alopecie beobachtet.

Die Erkrankung zeigt einen sehr verschiedenartigen Verlauf. Bei einem scheinbar ganz gesunden Menschen tritt plötzlich im Kopfhaar oder Bart oder gleichzeitig an beiden, an einer oder mehreren Stellen ein kreisrunder, ovaler, seltener unregelmäßig geformter kahler Fleck auf, der, von Linsengröße beginnend, peripher wächst. Mehrere Herde können konfluieren, und sie können in großer Zahl erscheinen. Die Haut der kahlen Stellen ist leicht gefältelt, mitunter deprimiert, atrophisch, gelegentlich hyperämisch, seltener pigmentlos, häufig jedoch scheinbar ganz normal. Es kann jede Körperregion befallen werden, Brauen-,

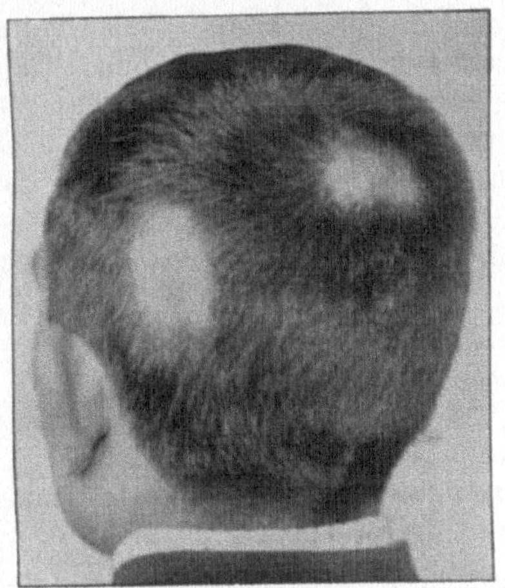

Abb. 8.
Größere isolierte Alopecieherde.

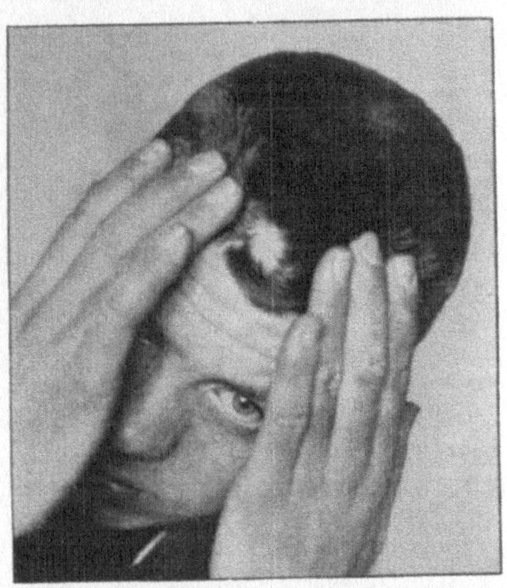

Abb. 9. Kleiner isolierter runder
Herd im dichten Haupthaar.

Wimpern-, Achsel-, Körperhaare. Die kahle Fläche zeigt mitunter einzelne abgebrochene Haarstümpfe; bei größeren Herden bleiben gelegentlich auch einige Büschel stehen. In einigen prognostisch meist weniger günstigen Fällen erreicht die Krankheit eine solche Ausdehnung, daß wir von einer totalen Alopecie sprechen können. In den Abb. 8 bis 11 sind Patienten mit verschiedenen charakteristischen Formen des umschriebenen Haarausfalls reproduziert.

Von dieser Affektion streng zu trennen ist der Lupus erythematodes der Kopfhaut, der in der Prognose ungünstig ist (Abb. 12). Er unterscheidet sich von der reinen Alopecia areata zunächst durch das Auftreten typischer Verfärbungen, während die gewöhnliche Alopecia areata in den meisten Fällen diese Veränderung vermissen läßt. Besonders die Ränder sind hyperämisch und die Flächen mehr oder weniger mit Schuppen besetzt.

Die Abheilung findet beim Lupus erythematodes stets mit Narbenbildung statt, d. h. mit atrophischer, glatter Hautoberfläche, in der jede Haarregeneration ausgeschlossen ist. Es muß daher in diesen Fällen therapeutisch unser Bestreben sein, die Krankheit so schnell wie möglich zum definitiven Stillstand zu bringen. Wir haben in einer Reihe von Fällen die verschiedenen in der Literatur empfohlenen Behandlungsmethoden auch bei der Lokalisation auf dem behaarten Kopf versucht und sind zu außerordentlich entmutigenden Resultaten, besonders bei dieser Lokalisation, gekommen. Weder die Behandlung mit der Quarzlampe, noch die Röntgenbestrahlung, die im Gesicht nicht selten, wenigstens vorübergehend, zu guten Resultaten führt, noch die zahlreichen Methoden der Salbenbehandlungen, der Einpinselungen mit und ohne Chinindarreichung, haben auf dem Kopf auch nur den geringsten Erfolg gezeigt.

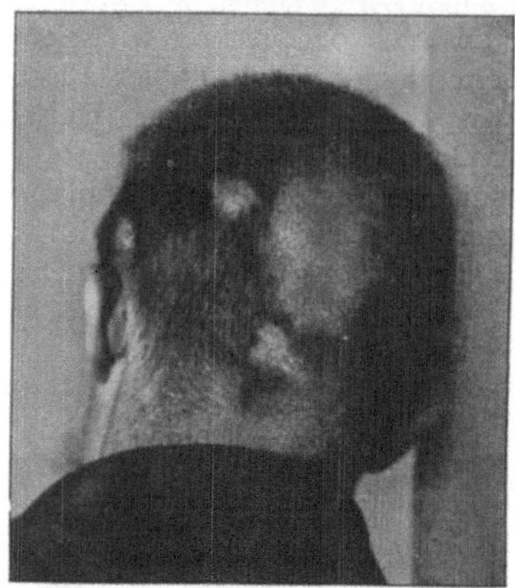

Abb. 10. Älterer großer und jüngere kleine Herde nebeneinander.

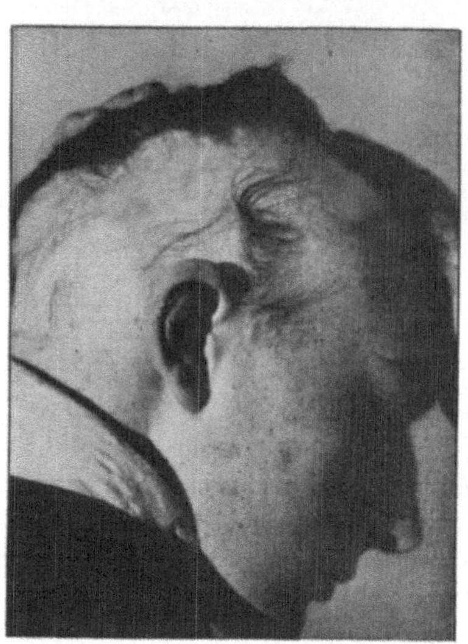

Abb. 11. Multiple Landkartenherde, über den ganzen Kopf verstreut.

Erst die Anwendung der Diathermie[1]) mittelst einer Nadelelektrode unter Verwendung minimalster kaum sichtbarer Fünkchen hat uns bis jetzt in jedem Falle von Lupus erythematodes sichere Beseitigung der bestehenden Affektion, zumeist in einer Sitzung, ermöglicht. Es findet hierbei ohne Anwendung von Lokalanästhesie, da die Applikation nicht besonders schmerzhaft ist, eine ganz oberflächliche weißliche Verfärbung der durch Salben von ihren Schuppen befreiten Plaques statt, wobei es zweckmäßig ist, die Behandlung 2—5 mm ins Gesunde hinein auszudehnen. Die Abheilung der Schorfe erfolgt ohne jeglichen Verband in 2—3 Wochen und hinterläßt eine kaum sichtbare Narbe. Randrezidive treten mitunter auf und werden ebenso schnell und leicht beseitigt. Wir sind imstande,

---

[1]) Siehe Nagelschmidt, Lehrbuch der Diathermie, Verlag von Julius Springer, Berlin 1913.

selbst progrediente Fälle in dieser Weise schnell zu begrenzen und so
die noch nicht ergriffenen Partien vor der atrophisierenden Einwirkung
der Erkrankung zu schützen. Eine
Haarregeneration ist uns auf den erkrankten Partien bisher nicht oder
nicht vollständig gelungen.

Ebensowenig sind Alopeciestellen
einer Wiederbehaarung zugänglich,
die infolge von exstirpierten Nävi,
von Verletzungen, von Geschwüren
(z. B. bei Lues) hervorgerufen worden
sind. Dagegen ist die an sich prognostisch gute luetische Alopecie, die
zumeist durch die antiluetische Kur
in einigen Monaten regeneriert wird,
durch Lichtbehandlung (Technik siehe
später) in ihrem Verlauf wesentlich
zu beschleunigen.

Man findet aber auch nach Lues
nicht selten diffuse Alopecien,

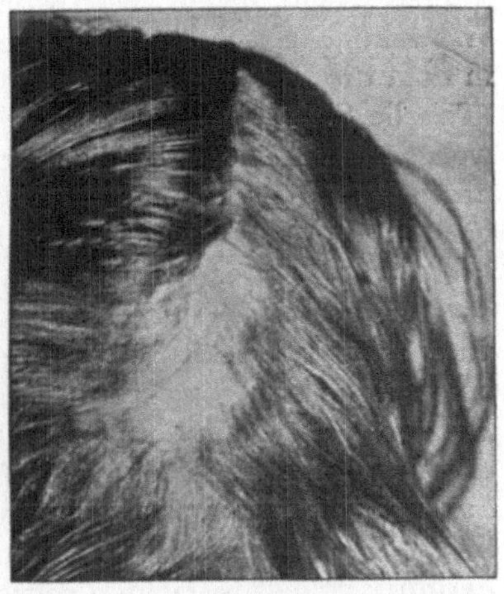

Abb. 12.
Lupus erythematodes der Kopfhaut.

die **nicht** als spezifische anzusehen sind, sondern die als Folge einer
Schwächung des Haarbodens durch die allgemeine Dyskrasie auftreten.
Sie heilen mit der Hebung des Allgemeinbefindens durch spezifische Behandlung meist ab; in einigen Fällen
jedoch bleibt der Zustand stationär
und bessert sich erst mit dem Einsetzen der lokalen Lichtbehandlung.
Die Prognose ist meist gut. Ein bei
der Verbreitung der Lueserkrankung
nicht seltenes Zusammentreffen von
Alopecia areata mit Lues, soweit es sich nicht um direkte luetische
Hautherde handelt, erfordert ebenfalls die übliche Lichtbehandlung
neben der antiluetischen Therapie
(siehe Abb. 13).

Die eigentliche Alopecia areata macht häufig keinerlei subjektive Symptome. In vielen
Fällen wird jedoch über Schmerz in
der Kopfhaut, der mit Kopfschmerz
verwechselt wird, geklagt. Be-

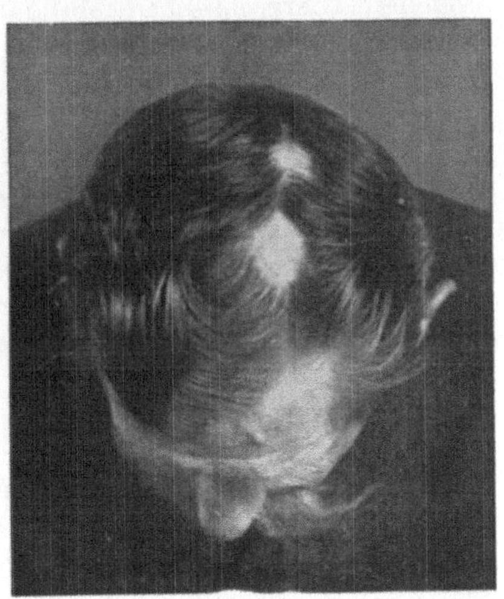

Abb. 13.
Alopecia areata bei tertiärer Lues.

rühren der Kopfhaut ist schmerzhaft. Bewegungen der Haare, Kämmen
und Bürsten, werden unangenehm empfunden. Nicht selten findet
man auch eine Reihe von typischen Nervendruckpunkten. Manche

Patienten klagen über Prickeln, Ameisenlaufen in der Haut, so daß auf eine Mitbeteiligung der nervösen Endorgane geschlossen werden kann. Nicht selten aber beobachtet man diese nervösen Störungen erst sekundär nach längerem Bestande der Affektion. Das Lebensalter, in dem die Patienten betroffen werden, ist kein bestimmtes. Wir sehen (Tabelle S. 19) Fälle der verschiedensten Altersstufen erkrankt. Männer werden anscheinend häufiger befallen als Frauen. Dieses Verhältnis besteht auch, wenn man Knaben und Mädchen unter 15 Jahren vergleicht.

Die Prognose gilt selbst nach den neuesten Lehrbüchern als durchaus zweifelhaft. Es ist sicher, daß eine Anzahl Fälle Neigung zu spontaner Heilung haben, wenngleich die Zeit, in der diese Spontanheilung eintritt, eine recht lange, nach Jahren rechnende sein kann. Bezüglich der Beurteilung der Heilung müssen wir zwischen den Fällen unterscheiden, die rezidivfrei definitiv heilen und denjenigen, die in loco abheilen, an anderen Stellen aber Rezidive aufweisen, während wir Fälle, die an bereits befallen gewesenen Stellen rezidivieren, nicht als definitiv geheilt betrachten dürfen. Ebenso ist es fraglich, ob wir Fälle, die nach Jahren rezidivierten, als Rezidive oder Neuerkrankungen (Reinfektion?) aufzufassen haben.

Während eine erhebliche Zahl der Fälle teils spontan heilt, teils unter verschiedenen therapeutischen Maßnahmen sich bessert, gibt es eine Reihe von progredienten Fällen mit schlechter Prognose. Trotz der üblichen therapeutischen Maßnahmen schreitet das Leiden fort, die Herde vergrößern sich, ja es kann zur totalen Alopecie kommen und die jahrelang haarlosen Stellen atrophieren, so daß eine Regeneration definitiv ausgeschlossen erscheint.

Indessen ist ein Fall bekannt, in welchem nach 35 Jahren bestehender Kahlheit, spontan Regeneration eingetreten ist. Wir sind trotzdem auch bei anfänglich scheinbar günstig verlaufenden Fällen durchaus nicht in der Lage, uns auf eine Spontanheilung zu verlassen oder den Patienten eine eindeutig günstige Prognose zu stellen. Vielmehr können anfangs günstig aussehende Fälle später einen durchaus malignen Charakter annehmen. Schnell progrediente Fälle pflegen, wie erwähnt, eine ungünstige Prognose zu bedingen und nur durch energische Behandlung zu heilen.

Die große Zahl der therapeutisch empfohlenen Mittel beweist, daß kein einziges von ihnen eine einigermaßen sichere Wirkung aufweist. So wird zunächst die bereits angeführte allgemeine Therapie, die sich z. B. gegen bestehende nervöse Erscheinungen richtet, empfohlen. Die eigentlichen lokalen Behandlungsmethoden haben meist das Gemeinsame, daß sie auf die Herbeiführung einer möglichst langdauernden Hautirritation abzielen. So wird Faradisieren, statische Elektrizität, Chrysarobin, Krotonöl, Veratrinsalbe, Formalin, Teer, Sublimat, Kanthariden, Chloroform, Ammoniak, Kapsikum, Biersche Stauung,

Trikresol und eine Anzahl anderer Mittel zu monate- und jahrelanger
Anwendung angeraten. Ein Teil dieser Mittel ist relativ indifferent,
andere haben einen üblen Geruch, wieder andere sind als gefährlich zu
bezeichnen, da sie bei längerer Anwendung Nierenreizung und Intoxi-
kationserscheinungen machen. Bei allen ist aber die lange Dauer
der Behandlung mit Salben, Wassern usw. höchst unbequem. In neuerer
Zeit hat man die Röntgenstrahlen in kleiner Dosis, d. h. in der Reiz-
dosis, empfohlen. Indessen ist diese Behandlung nicht ganz ungefähr-
lich, denn bei Überschreitung dieser Dosis kann gelegentlich dauernde
Kahlheit eintreten, und die Wirkung ist eine höchst unsichere. Auch
die von Kromeyer eingeführte Eisenlicht- und Uviolbestrahlung
konnte keine allgemeine Verbreitung erlangen und ist heute wohl
ganz verlassen.

Bei dieser Unsicherheit und Vielgestaltigkeit der Therapie
ist es sehr erklärlich, daß die meisten Autoren bis vor wenigen Jahren
auf dem Boden einer fast absoluten Skepsis standen. So enthält
sich Jarisch „eines bestimmten Urteils in therapeutischer Beziehung“,
„will aber jedenfalls vor zu großen Erwartungen bezüglich des zu er-
zielenden Heileffektes warnen.“ Er fährt sodann weiter fort: „Bei dem
Umstande, als eine eklatante Wirkung in keinem Falle demonstrierbar
ist, muß es überhaupt fraglich erscheinen, ob die Anwendung solcher
Prozeduren, welche die Patienten in hohem Grade und jedenfalls weit
mehr belästigen und quälen als die Krankheit selbst, gestattet ist.“
Und er schließt seine therapeutischen Vorschläge mit den Worten:
„Aber keins der Heilmittel wird den Patienten von der ersten und wich-
tigsten Bedingung jeder Areabehandlung entheben, welche eben lautet
„Geduld“.

Noch rigoroser spricht sich Lesser in der neuesten Auf-
lage seines Lehrbuches der Hautkrankheiten aus: „Nach
unseren Erfahrungen gibt es kein Mittel, den Haarausfall
zum Stillstand zu bringen, und ebenso wenig, den neuen
Nachwuchs zu beschleunigen. — **Daher ist eine Behandlung eigent-
lich überflüssig.“**

Es erübrigt sich hiernach wohl auf die einzelnen Methoden der
Behandlung des Haarausfalls näher einzugehen. Die oben erwähnten
Methoden sind ebenso zahlreich wie unwirksam, und ich wende mich
daher **derjenigen neueren Behandlungsmethode zu, der ich einen direkten,
in vielen Fällen eklatanten Erfolg bei der Behandlung der Haarerkrankungen im allgemeinen und der Alopecie im speziellen vindiziere.**

Ich habe im Jahre 1909 durch meinen Assistenten über eine Anzahl
von Alopeciefällen berichten lassen[1]), welche in meiner Klinik mit
ultravioletten Strahlen behandelt worden sind. Es ist seitdem in
einer Reihe von Publikationen auf die günstige Wirkung der Quarz-

---

[1]) Joachim, Deutsche Medizinische Wochenschrift 1909, Nr. 19.

behandlung bei Alopecie mehrfach hingewiesen worden. Trotzdem wird von dieser einzig wirksamen Therapie häufig kein Gebrauch gemacht, weil sie in den Kreisen der praktischen Ärzte noch zu unbekannt ist. Zur Verbreitung ihrer Kenntnis soll diese Monographie beitragen.

Ich habe seit dem Jahre 1907 bis in die neueste Zeit eine größere Anzahl Fälle von Haarausfall behandelt. Um jeder subjektiven Beeinflussung meinerseits bei einer etwaigen Auswahl

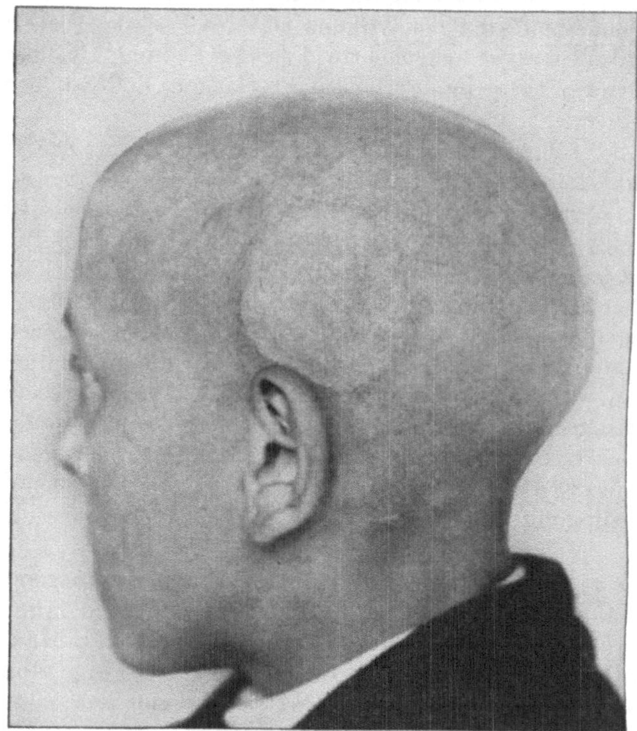

Abb. 14.   Trichophytie mit Haarausfall.

geeigneter Fälle für die vorliegende Publikation zu entgehen, habe ich die ersten 200 in meine Behandlung eingetretenen Fälle im folgenden in der Reihenfolge ihres Eintritts in die Ambulanz der Finsenklinik resp. des Finseninstituts berücksichtigt.

Die Differentialdiagnose der einzelnen Alopeciearten dieser Fälle ist mitunter nicht leicht. Indessen läßt sich doch eine Anzahl Fälle als einfache Alopecia areata, als Alopecia pityrodes, als Lupus erythematodes, als Alopecia praematura mit Sicherheit abgrenzen. Für die Grenzfälle ist es lediglich von wissenschaftlichem Interesse, welcher Gruppe man sie im Einzelfall zurechnen will. Wir

können daher die 200 Patienten in folgender Weise gruppieren (wobei
zu bemerken ist, daß mitunter bei demselben Patienten verschiedener-
lei Erkrankungen vorliegen, z. B. Seborrhöe, diffuser Ausfall und
Alopecia areata):

1. **Alopecia areata**: 132.
   (Davon mit Lues kompliziert: 1).
2. **Alopecia seborrhoica et praematura**: 64.
   Unter 1, 2 und 4 Alopecia totalis: 19 (+ 3 rein luetische).
3. **Lupus erythematodes**: 5.
4. **Luetische Alopecien**: 7.
5. **Röntgen-Alopecie**: 3.

Trichophytie (Abb. 14), Mikrosporie, sowie Akne decalvans
und Furunkulose der Kopfhaut mit nachfolgender Narbenatrophie,
desgleichen Alopecien nach Ulzerationen schalten wir an dieser
Stelle ganz aus.

Unter den **200 Fällen** betreffen:
Männliche Individuen 128,
Weibliche   „   72.
Kinder unter 15 Jahren wurden in 21 Fällen davon krank
befunden: Knaben 14, Mädchen 7.

Das **Lebensalter,** in dem die 200 Fälle zur Behandlung kamen, war:

	Alopecia areata	diff. (seborrh.) Alopecia	Diverse (Lues, Lupus erythem.)
1. Dezennium: 9	8	—	1
2. Dezennium: 23	13	9	5
3. Dezennium: 77	42	33	5
4. Dezennium: 52	38	14	3
5. Dezennium; 31	25	6	1
6. Dezennium: 5	3	2	—
7. Dezennium: 3	3	—	—

Von dieser Statistik scheiden eine Anzahl Fälle aus, welche nicht
genügend lange in Beobachtung standen, um einen positiven oder negativen Erfolg konstatieren zu können, und solche, die nur einmal zur
Behandlung kamen und bei denen das Endresultat nicht in Erfahrung
gebracht werden konnte. Diese Zahl ist bei der stark fluktuierenden
Berliner Bevölkerung leider ziemlich groß. Sie beträgt nämlich 43 Fälle
= 21,5% aller Fälle. Es scheiden auf diese Weise neben prognostisch
ungünstigen Fällen auch eine Anzahl durch die einmalige Bestrahlung wahrscheinlich geheilter oder bereits mit Nachwuchs reagierender Fälle aus. So stellte sich z. B. in den letzten

Tagen auf wiederholte Aufforderung erst eine Patientin vor (Fall Nr. 162), die deshalb nicht wieder erschienen war, weil nach der einzigen Durchbestrahlung des Kopfes die fast vollständige Kahlheit einem üppigen Haarwachstum Platz gemacht hatte und die Patientin sich für geheilt hielt, was auch tatsächlich der Fall ist. Ebenso mag es in einer Reihe anderer Fälle gehen. Andererseits unterbrechen manche Patienten, wenn der erste Behandlungsturnus nicht gleich zu einer Besserung führt, entmutigt die Behandlung, obgleich vielleicht durch wiederholte Bestrahlung und nur erst durch eine solche (wie in Fall Nr. 42, 52, 72, 119, 130 etc.) doch noch ein gutes Resultat erzielt werden könnte. Es bleiben so 157 genügend kontrollierte Fälle übrig, deren klinischer Verlauf in kurzen, zum Teil durch Photographien illustrierten Auszügen folgt[1]:

Nr. 1. Herr A. N., 41 Jahre, verheiratet, ohne Kinder. Er ist als Kind skrofulös gewesen, seit letzter Zeit leidend, Beschwerden von Magen und Darmkanal ausgehend, Verstopfung, chronische Perityphlitis. Er wurde im Jahre 1906 operiert; schnelle Heilung. Seitdem ist der Patient aber die Schmerzen im Leib nicht losgeworden. In letzter Zeit wurde eine Stenose des Magenausganges festgestellt; Anfang 1906 fielen Kopf- und Halshaare an verschiedenen Stellen aus, besonders im Schnurrbart und am Halse. Zuerst hautärztlich mit Salbe behandelt, dann wurde er von Prof. X. mit Eisenlicht bestrahlt. Es trat leichte Besserung ein; nach einem Jahre aber erschienen Rezidive sowohl an den alten Stellen wie auch an neuen benachbarten. Er kam im Juli 1907 in die Finsenklinik. Es bestand an der rechten Kopfseite eine über handtellergroße, vollständig kahle Fläche sowie mehrere kleine, runde Herde an anderen Kopfstellen. Quarzbestrahlung dreimal in 14tägigen bis dreiwöchigen Intervallen vom 9. Juli bis 4. August 1907. Danach vollkommene Heilung. Die Haare wuchsen in der ursprünglichen, natürlichen Farbe nach. Dann trat ein Rezidiv im Februar 1908 unterhalb der erst ergriffenen Stelle auf, das Patient jedoch lange Zeit nicht behandeln ließ. Er nahm vielmehr eine Schrothsche Kur, die ihn sehr stark herunterbrachte. 1909 stellte er sich aber wieder zur Behandlung ein und wurde durch einmalige Bestrahlung geheilt. (Kontrolliert am 8. April 1911.)

Nr. 2. Frl. E. G., 29 Jahre alt. Keine Geschwister, Eltern gesund. Kinderkrankheiten: schwere Diphtherie. Niemals Darmstörungen, Menses normal. Seit der Kindheit immer nervös. Im Februar 1906 bekam sie kahle Stellen auf dem linken Scheitelbein zehnpfennigstückgroß. Ärztlich behandelt mit Sublimat, Krotonöl und Schwefelsalbe. Weil die Stellen immer größer wurden und neue Herde auftauchten, machte sie fünf Monate eine Haarkur jedoch ohne Erfolg durch. Danach suchte die Patientin die Finsenklinik auf. Es wurde folgender Status Anfang Mai 1908 aufgenommen: Es besteht eine fast komplette Haarlosigkeit des gesamten Kopfes. Die Haut ist glänzend, nicht atrophisch. Der Kopf glatt wie eine Kegelkugel; nur an der Protuberantia occipitalis externa ein kleiner Schopf von etwa 20—30 dünnen, blonden, etwa 30 cm langen Haaren. Auch in den Augenbrauen kahle Stellen, Achselhaar normal. Die Patientin trägt eine Perrücke, ist nervös, außerordentlich deprimiert, weint andauernd, hochgradiger Tremor; Selbstmordgedanken etc. Erste Bestrahlung am 14. Mai 1907. Nach **drei Wochen** zeigte sich auf dem ganzen Kopf ziemlich dichtstehendes, kurzes Lanugohaar, wie auf beistehender Abbildung ersichtlich.

---

[1] Die ausscheidenden Fälle sind nur mit Diagnose und Alter angeführt.

Abb. 15. (Vor der Behandlung war die Patientin leider nicht zu bewegen gewesen, sich photographieren zu lassen, als der Kopf noch vollkommen haarlos war.) Am 10. Juni erneute Bestrahlung, desgleichen am 4. und 30. Juli, am 10. August und 9. September. Die Bestrahlungen, die in den ersten Serien auf drei Sitzungen verteilt, den ganzen Kopf umfaßten, wurden bei zunehmender Bewachsung nur auf die noch nicht genügend behaarten Stellen beschränkt und im August der ganze Kopf noch einmal unter Scheitelstellung der bereits nachgewachsenen Haare durchbestrahlt. Patientin trug damals einen Tituskopf; seitdem wachsen die Haare zunächst durchschnittlich um 1 cm pro Woche, haben eine etwas dunklere Färbung angenommen, als Patientin sich ihrer früheren Haare erinnert, sind aber noch als hellblond bis aschblond zu bezeichnen. Die Nervosität hat sich wesentlich gebessert. Die erheblichen neuralgischen Schmerzen, welche ursprünglich

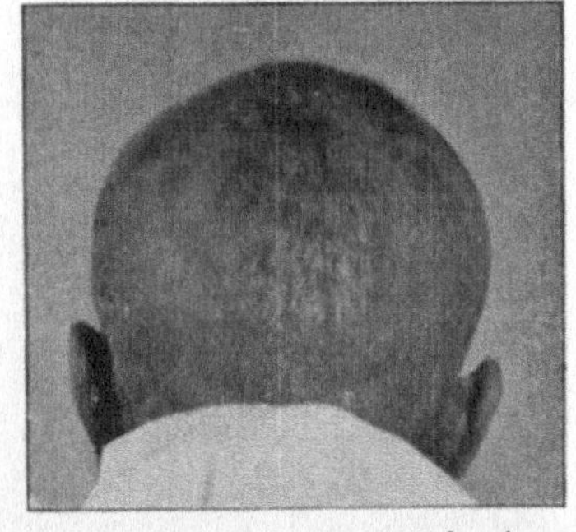

Abb. 15. Totale Alopecie mit beginnender, deutlich erkennbarer Regeneration nach dem ersten Bestrahlungsturnus.

in der ganzen kahlen Kopfhaut bestanden, sind verschwunden; sowohl Druck auf die Kopfhaut, als auch die Bewegung der Haare, die auch an den nachgewachsenen Haaren anfänglich „schmerzhaft" war, wird nicht mehr unangenehm empfunden. Die Augenbrauen sind etwas dünn, aber vollkommen gleichmäßig vorhanden. Es besteht auf dem Scheitel, in der Nähe des Stirnbandes noch eine dünn behaarte Stelle, die aus Vorsicht am 20. Dezember 1908 noch einmal bestrahlt wurde. Kahle Stellen haben sich seit August 1907 nicht gezeigt.

3. Januar 1909. Photographie siehe Abb. 16. Patientin stellt sich heute zur Besichtigung vor. Man sieht, daß das Haar etwa 25 cm lang, gelockt, von normaler Dicke und Färbung ist. Subjektive Beschwerden bestehen nicht. Patientin wird angeraten, sich in vierwöchentlichen Pausen vorzustellen, um eventuell wieder auftretende Herde bestrahlen zu lassen.

Letzte Behandlung am 20. Dezember 1908, im ganzen achtmal. Vorstellung am 15. März 1911 und 26. August 1912. Kein Rückfall eingetreten (siehe Photographien). Allgemeinbefinden

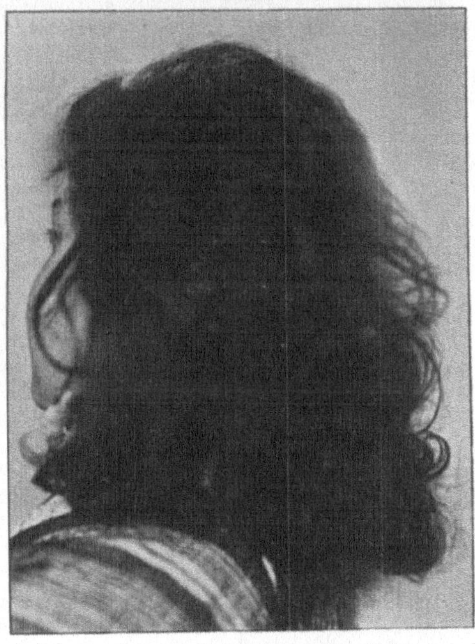

Abb. 16. Dieselbe Patientin, 1½ Jahre nach der ersten Bestrahlung.

vorzüglich, Nervosität dauernd verschwunden. Haarwuchs, Farbe vollkommen normal. Haarlänge am 15. November 1912: 75 cm (Abb. Nr. 17).

Nr. 3. Frau J. B., 45 Jahre alt, zwei Kinder, keine Fehlgeburten. Als Kind Scharlachfieber und Typhus. Januar 1907 begann ein Lungen- und Halsleiden. Letzteres wurde als nervös diagnostiziert und elektrisch behandelt. Gleichzeitig entwickelte sich auf dem rechten Scheitelbein eine handtellergroße kahle Stelle. Von dem behandelnden Arzt wurde sie der Finsenklinik überwiesen. Es zeigte sich auf der rechten Kopfseite bei Aufnahme in die Finsenklinik eine etwa 1½ handtellergroße, vollkommen kahle Stelle, die im Zentrum einige wenige, sehr dünne, kurze weiße Haare aufweist. Einige andere kleine kahle Stellen fanden sich auf dem Scheitel und am Hinterkopfe. Im übrigen ist das Haar der Patientin glänzend schwarz, aber sehr dünn. Es bestand leichte Seborrhöe an den kahlen Stellen. Die Haut ist druckempfindlich und auch spontan schmerzhaft. Einleitung der Quarzbehandlung mit vier Sitzungen, welche zur einmaligen Durchbestrahlung sämtlicher Herde ausreichte. 1. Serie begann am 2. Oktober 1907, 2. Serie am 16. November 1907, 3. Serie am 14. Dezember 1907, 4. Serie am 6. Januar 1908. Es wurden dann noch zwei Sicherheitsnachbestrahlungen im Februar und März 1908 vorgenommen. Seit Dezember 1907 sind alle Herde vollkommen behaart, und zwar wesentlich dichter als früher und als der übrige Kopf. Die neuen Haare sind vollkommen schwarz, subjektive Beschwerden bestehen nicht mehr.

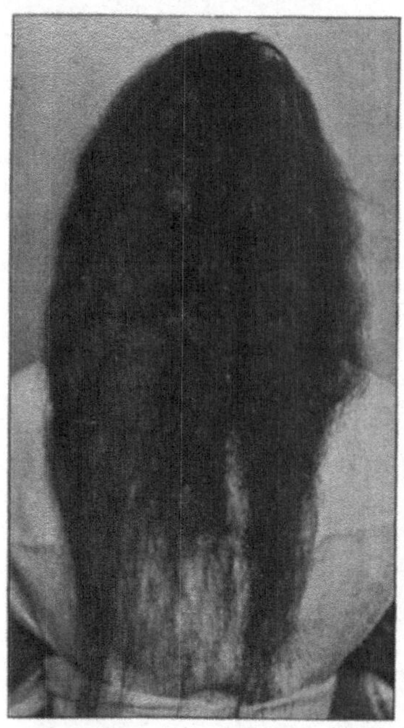

Abb. 17.
Dieselbe Patientin, 5 Jahre später.

Nr. 4. Frl. L. Sch., 23 Jahre. Totale Alopecie seit längerer Zeit. Bisher erfolglos behandelt. 20. Mai 1908 einmalige Quarzbestrahlung (siehe Abb. 18). Nach vier Wochen wuchsen auf dem ganzen Kopf schwarze Haare mit zahlreichen kahl bleibenden kleinen Stellen nach. Erst Ende Oktober zeigte sich Patientin wieder. Die Haare waren 5—6 cm lang und zwar an den kahl gewesenen Stellen vollkommen dicht. Dieser Fall ist besonders instruktiv, insofern der Verlauf beweist, daß er nicht zu denen gehört, die etwa spontan geheilt wären. Vielmehr ist die Heilung der Alopecie nur an den genügend intensiv bestrahlten Stellen erfolgt, während eine Anzahl kleiner Stellen kahl geblieben ist (Abb. 19). Es wäre notwendig gewesen, die Durchstrahlung des ganzen Kopfes 2—3 mal vorzunehmen und die hartnäckigeren Stellen noch öfter zu bestrahlen. Patientin hat sich bis jetzt zur Behandlung wiederum nicht eingefunden.

Nr. 5. Frau B., 40 Jahre, leidet seit mehreren Jahren an starken Schuppen und seit etwa fünf Monaten an einer allmählich zunehmenden, zu Beginn der Lichtbehandlung handtellergroßen Kahlheit über dem linken Os parietale. Die Haut ist mit scharfer Umgrenzung vollkommen haarlos, nicht entzündet, auf Druck, jedoch nicht spontan, schmerzhaft; mitunter tritt Jucken auf, Pilzbefund negativ. 23. Februar bis 23. Juli 1908 sechs Bestrahlungen. Schon nach drei Bestrahlungen sind die Haare im wesentlichen nachgewachsen. Die Farbe ist dem übrigen Kopfhaar entsprechend.

Nach Abschluß der Behandlung sind die Haare auf den kahl gewesenen Stellen dichter als an den gesunden und in normaler Farbe gewachsen. Bis 1909 kein Rezidiv.

Nr. 6. Herr H., 25 Jahre. Zahlreiche alopecische Herde von Zehnpfennigstück- bis Handtellergröße, auf dem ganzen Kopf verstreut, so daß Patient seinem Berufe als Kellner nicht mehr nachkommen kann. Sechs Quarzbestrahlungen, vom 6. August 1907 bis 24. Oktober 1907. Vollkommene Heilung aller Stellen nach etwa 10 Wochen. Frühjahr 1908 stellt sich Patient nochmals als vollkommen geheilt vor. Pilzbefund war von Anfang an negativ.

Nr. 7. Fr. B., 43 Jahre. Fünfmarkstückgroßer Alopecieherd, vollkommen haarlos. Bestrahlungen zwischen dem 19. August 1907 und dem 28. Januar 1908. Ferner zwischen dem 17. Juni 1908 und dem 19. April 1909. Im ganzen 24 Bestrahlungen mit geringem Erfolg.

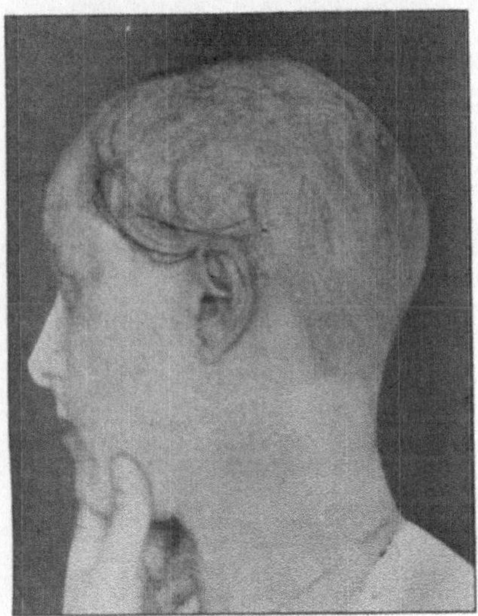

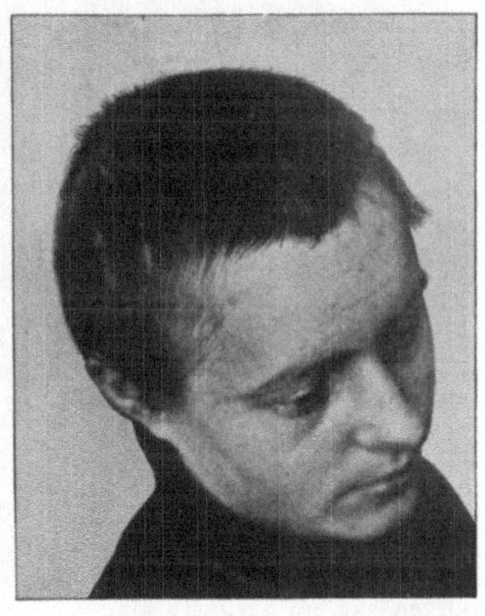

<table>
<tr><td align="center">Abb. 18.
Fast totale Alopecie.</td><td align="center">Abb. 19. Dieselbe. In dem reichlich eingetretenen Haarwuchs sind wegen ungenügender Behandlung noch kleine kahle Stellen vorhanden.</td></tr>
</table>

Nr. 8. Frau S., 36 Jahre. Auf dem linken und rechten Scheitelbein handtellergroße alopezische Flächen. Pilzbefund negativ. Lues geleugnet. Außerdem besteht diffuser Haarausfall vom Charakter des seborrhoischen. Das Haar ist auf dem ganzen Kopf dünn; es hat an durchschnittlicher Länge wesentlich abgenommen und steht wenig dicht. Täglich wird eine große Menge Haare ausgekämmt. 6. Oktober 1908 erste Bestrahlung; 29. Oktober 1908 zweite Bestrahlung. Deutliche Reaktion und Besserung. 3. Januar 1909: Die kahlen Stellen sind vollständig verschwunden. Die Gesamtlänge der Haare ist wenig beeinflußt. Die einzelnen Haare sind stärker. Patientin gibt an, daß der tägliche Haarausfall sehr gering und ein etwa der Norm entsprechender ist. Weiterbehandlung am 4. Januar 1909. Seitdem Haare dicht und wesentlich länger geworden.

Nr. 9. H. L., 24 Jahre. Mehrere dreimarkstückgroße Stellen. Fünf Bestrahlungen zwischen dem 15. Juni und 8. August 1908. Vollkommene Behaarung. Kein Rückfall bis 1909.

Nr. 10. Frl. K. G., 27 Jahre. Seborrhoische Alopecie. Das Haar war diffus und stark ausgefallen, so daß man überall den Haarboden durchscheinen sah und zahlreiche leere Follikelmündungen bemerkte. Während die Patientin früher starkes, bis zum Kreuz reichendes Haar besessen hatte, reichte es jetzt kaum bis zum Nacken. Alle längeren Haare waren ausgefallen. Dieser Zustand war seit 1¾ Jahren unverändert geblieben (Abb. 20). Die Sitzungen wurden in der Weise vorgenommen, daß das Haar gescheitelt und der Haarboden, so wie er im Scheitel zutage lag, bestrahlt wurde. Sodann wurde parallel zum ersten Scheitel in etwa 1 cm Entfernung ein zweiter Scheitel gezogen,

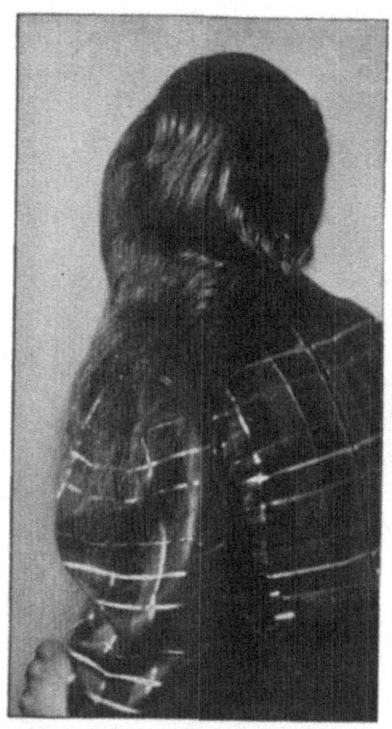

Abb. 20. Haare dünn und kurz geworden. Nur einzelne Spitzen reichen bis an die Schulterblätter.

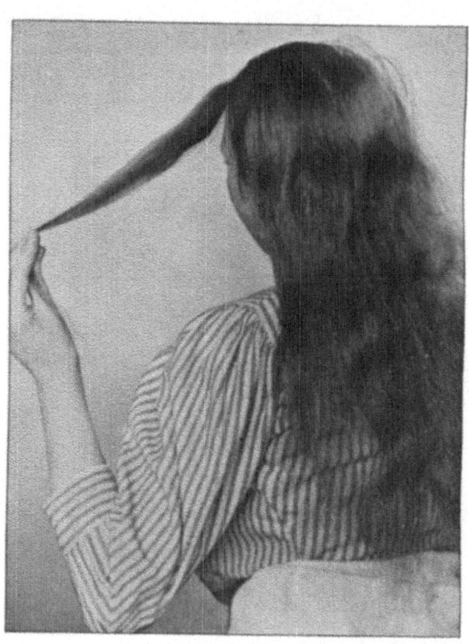

Abb. 21. Dieselbe. Neu gewachsene Haare an den Schläfen (mit der Hand gehalten), bereits 45 cm lang. Haare im ganzen wesentlich länger geworden, reichen bis zur Taille. Farbe aschblond.

wiederum bestrahlt und so fort. Auch hier trat nach der zweiten Bestrahlungsserie ein vollkommener Erfolg ein. Die Haare wuchsen sehr viel dichter, wurden wesentlich länger, die einzelnen Haare wurden dicker. Die Seborrhöe ist bis heute nicht wieder aufgetreten. Die Haarfarbe, die ursprünglich fast pigmentlos mit einem Schein ins Gelbblonde war, bekam einen mehr aschfahlen Stich, blieb aber noch außergewöhnlich hellblond (Abb. 21).

Nr. 11. Frl. B., 38 Jahre. Diffuser Haarausfall auf seborrhoischer Basis seit drei Jahren. Daneben Alopecia areata seit drei Monaten. Die ganze rechte Kopfseite ist fast völlig kahl; einzelne kleine Herde auf dem übrigen Kopf zerstreut. Das Haar, das früher bis zum Kreuz reichte, ist jetzt insgesamt 20—25 cm lang und sehr spärlich. Patientin kann kaum das künstliche Haar befestigen. Vom 18. Juni 1908 bis 11. September 1909 wurden 21 Bestrahlungen vorgenommen. Die alopezischen Herde sind vollkommen bewachsen. Das Haar im ganzen ist wesentlich dichter und länger geworden, so daß keine künstlichen Hilfsmittel mehr benutzt werden. Erfolg war andauernd.

Nr. 12. Knabe P., 14 Jahre alt. Markstückgroße, kahle, etwas strophische Stelle auf dem rechten Scheitelbein seit sechs Monaten. Haarwuchs sonst sehr dicht und kräftig. Vom 18. Juni bis 15. Oktober 1909 drei Bestrahlungen. Vollkommene Heilung.

Nr. 13. Frl. Sch., 21 Jahre. Totale Alopecie seit zwei Jahren. Erfolglos bisher vielfach behandelt. Bestrahlung im Juni und Juli 1908, je einmal in 3—4 Sitzungen. Danach fast vollkommenes Wachstum der Haare. Indessen blieb eine Anzahl kleiner Stellen kahl, so daß im Dezember eine neue Bestrahlungsserie vorgenommen wurde. Im November 1908 ist der Kopf voll behaart, nur an einigen Stellen besteht noch Alopecie, die weiterhin bestrahlt werden soll. Patientin kann aus äußeren Gründen während des Winters schwer abkommen. Die Haare sind etwas dunkler als früher (braun) nachgewachsen. Auch die Augenbrauen, in denen kahle Stellen sichtbar waren, sind normal.

Am 3. Januar 1909: Patientin hat die Behandlung mehrere Monate lang unterbrochen. Sie stellt sich heute mit folgendem Befund vor: Die linken Augenbrauen sind zum Teil wieder ausgefallen, besonders an den früher nicht erkrankt gewesenen Stellen. Der ganze Kopf ist von dichtem schwarzem, kurzem Haar bedeckt und zeigt an verschiedenen Stellen noch einige zehnpfennigstück- bis markstückgroße alopezische Herde. Patientin erscheint jetzt regelmäßig zur Weiterbehandlung. Behandlung bis 29. September 1909 fortgesetzt. Im ganzen 29 Bestrahlungen. Erfolg inkomplett. Der Kopf im ganzen voll bewachsen, die Haare dicht, normal und von genügendem Wachstum. Es treten aber immer noch hie und da kahle Stellen auf, die die Tendenz zur peripheren Verbreiterung zeigen und weitere Bestrahlungen nötig machen. Patientin soll von Zeit zu Zeit die Behandlung fortsetzen, erscheint jedoch nicht wieder.

Nr. 14. H. F. W., 36 Jahre alt. An verschiedenen Stellen des Körpers, auch auf dem Kopfe, tertiärluetische, teils gummöse, teils papulöse Effloreszenzen, welche schon seit längerer Zeit bestehen. Vor einigen Monaten trat am Kopfe ein kleiner Herd von Alopecie auf, der sich schnell vergrößerte, und zu dem in der Umgebung noch neue hinzukamen. Diese Herde sind teils handtellergroß, teils kleiner und bieten das typische Aussehen der Alopecia areata. Pilze wurden nicht gefunden. Eine luetische Affektion der Haut an den kahlen Stellen läßt sich nicht feststellen. Patient besitzt eine hochgradige Idiosynkrasie gegen Quecksilber. Er mußte daher mit Atoxyl und Jod behandelt werden. Die luetischen Effloreszenzen nahmen allmählich ab, indessen blieb die Alopecie unbeeinflußt und die Herde wurden allmählich größer. Jetzt wurde die Ultraviolettbehandlung eingeleitet. In zwei bis drei Monaten trat vollkommene Heilung der alopezischen Herde ein. Nur die infolge der Hautgummata atrophischen, narbigen Partien auf dem Kopfe blieben kahl.

Nr. 15. H. B., 34 Jahre alt. Handtellergroßer Herd mit geröteten, schuppenden, wenig infiltrierten Rändern. Nur stellenweise im kahlen Gebiet atrophisierende Narbenbildung. Diagnose: Alopecia, verursacht durch Lupus erythematodes. Bestrahlung zweimal am 26. Juni 1908 und 20. August 1908. Danach ist der Herd zum größten Teil bewachsen (bis auf die narbigen Partien). Rezidiv bis 1909 nicht aufgetreten.

Nr. 16. H. I. S., 20 Jahre alt. Diffuse Alopecie mit Seborrhöe verbunden. Keine Lues. Einmalige Bestrahlung am 3. Juli 1907. Vollkommener Erfolg.

Nr. 17. Frl. E. M., 15 Jahre. Markstückgroße, alopezische Herde. Drei Bestrahlungen vom 20. Juli bis 22. August. Heilung.

Nr. 18. Frl. B., 21 Jahre. Zweimarkstückgroßer Herd auf der linken Kopfseite. Drei Bestrahlungen vom 23. Juli bis 31. Juli. Heilung.

Nr. 19. Fr. B., 32 Jahre alt. Diffuse Alopecie. Haar geht seit der letzten Entbindung stark aus. Viel Schuppen, Jucken der Kopfhaut. Am 10. August 1908 einmalige Bestrahlung. Vollkommene Regeneration. Haar bleibt blond.

Nr. 20. H. S., 20 Jahre alt. Diffuse Alopecie. Parästhesien auf dem Scheitel in dem Gebiet der Nervi frontales. Vier Bestrahlungen vom 11. Aug. 1908 bis 12. September 1908. Vollkommene Regeneration.

Nr. 21. Frl. B. J., 35 Jahre alt. Seit zwei Jahren treten kahle Stellen auf, die langsam größer werden; bisher erfolglos mit Salben und Kopfwasser behandelt. Bestrahlung zwischen dem 23. August und 27. September 1908.

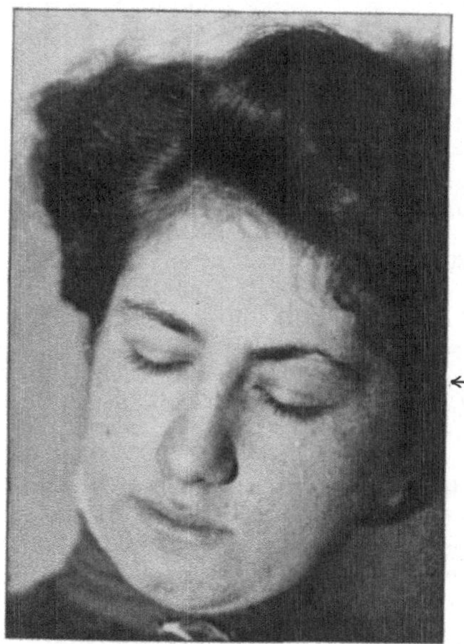
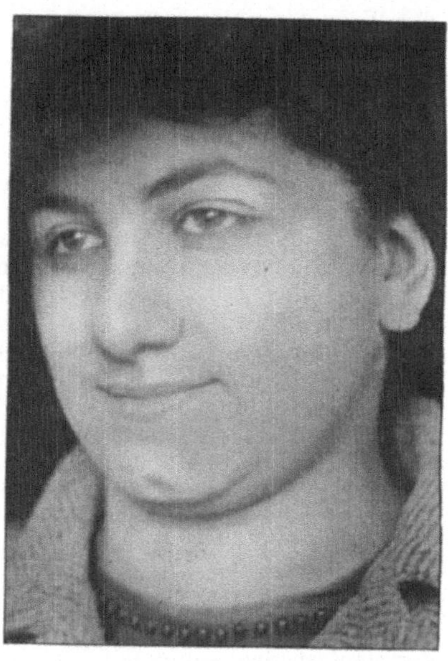

Abb. 22. Kahle Stellen in den Augenbrauen (siehe Pfeil).   Abb. 23. Augenbrauen gleichmäßig nachgewachsen. Dauernd geheilt.

Danach bleibt die Haut auf den befallenen Stellen narbig; es zeigt sich ein schmaler, blaßrosa Rand mit spärlichen Haaren; zentrale Partien gerötet, deprimiert, großlamellige Schuppen. Diagnose: Lupus erythematodes. Erfolg quoad Begrenzung gut; quoad Haarregeneration gleich Null.

Nr. 22. Frl. M. M., 21 Jahre alt. Alopecie. 5. Januar 1909 Herde in beiden Augenbrauen; dreimalige Bestrahlung. Heilung (siehe Abb. 22 und 23, kontrolliert Winter 1911).

Nr. 23. Knabe B., 5 Jahre alt. Seit neun Wochen kahle Stellen auf dem Kopfe. Bestrahlung zwischen dem 9. Januar und 1. Februar 1909. Vollkommene Regeneration.

Nr. 24. H. W., 28 Jahre alt. Seit mehreren Jahren diffuser seborrhoischer Haarausfall auf dem ganzen Kopfe. Familiäre Disposition zur Alopecia praematura. Mehrere Bestrahlungen während des Jahres 1909. Vollkommene Regeneration. Haarwuchs wesentlich dichter als früher.

Nr. 25. Frl. H. E., 25 Jahre alt. Seborrhoisches Ekzem mit Haarausfall. Lichtbehandlung im Februar 1909. Mit dem Ekzem heilte auch die Alopecia.

Nr. 26. Frl. M. N., 22 Jahre alt. Seit einem Jahr totale Kahlköpfigkeit ohne eruierbare Veranlassung. Die Augenbrauen sind ebenfalls total ausgefallen. Bestrahlungen im März und April 1909. Erfolg stellenweise gut, an anderen Stellen Null. Eine Kopfhälfte wurde mit Röntgenstrahlen, die andere mit Quarz behandelt. Erfolg war nur auf der Quarzseite aufgetreten. Patientin entzieht sich der weiteren Behandlung.

Nr. 27. H. O. F., 23 Jahre alt. Seit fünf Jahren kleine Stellen am Hinterkopf (siehe Abb. 11). Acht Bestrahlungen im März und April 1909. Erfolg komplett.

Nr. 28. Herr G. H., 26 Jahre alt. Markstückgroße Herde von Alopecia areata. Neun Bestrahlungen von April bis Oktober 1908 und im Februar 1909. Vollkommene Regeneration.

Nr. 29. Herr A. K., 19 Jahre alt. Seit drei Jahren markstückgroßer Herd von Alopecia areata in der Stirnhaargrenze (siehe Abb. 10). Vom 5. April 1909 bis 26. Februar 1910 14 Bestrahlungen. Nicht geheilt.

Nr. 30. H. Z., 36 Jahre alt. Handtellergroße kahle Stelle am Hinterkopf. Bestrahlungen am 1. Juni, 18. Juni und 2. Juli 1909. Patient hat entgegen ärztlichem Rat wegen anscheinender Heilung die Behandlung abgebrochen. Am 22. August 1910 und am 23. Febr. 1911 traten kleine Rezidive auf, wegen deren Patient wieder neu bestrahlt wurde. Seitdem definitiv geheilt. Zwei Jahre später kontrolliert.

Nr. 31. H. B., 35 Jahre alt. Seit drei Monaten eine dreimarkstückgroße kahle Stelle am Hinterkopf. Vom 5. Juni 1909 bis 14. Juli Bestrahlungen. Heilung. (Abb. 24, 25.)

Nr. 32. H. R., 30 Jahre alt. Alopecia areata, die zum Ausfall fast sämtlicher Haare geführt hat, und die seit zehn Jahren besteht. Mehrfach

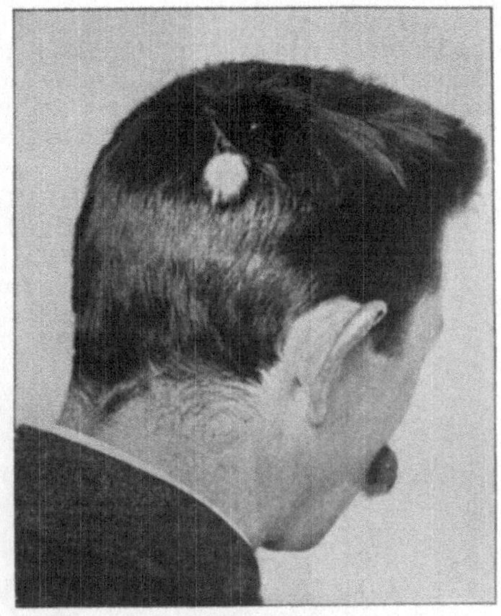

Abb. 24.
Isolierter Herd von Alopecia areata.

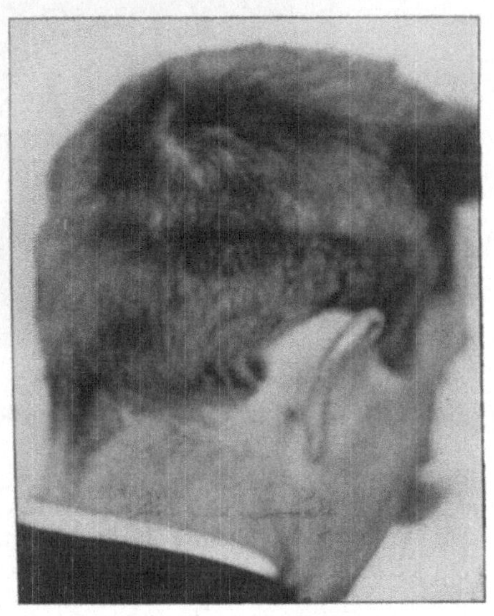

Abb. 25.
Derselbe, nach 4 Bestrahlungen geheilt.

spezialärztlich ohne Erfolg behandelt. Lichtbehandlung vom 21. Juni
bis 10. August 1909. Danach blieb Patient entgegen ärztlichem Rat aus der
Behandlung fort, nachdem alle Haare sich regeneriert hatten. Anfang 1910
stellt sich Patient wieder vor: Der ganze Kopf dicht und normal behaart,
bis auf wenige kahle Stellen. Im November 1910 zwei Bestrahlungen.
Seitdem nicht wieder gesehen.

Nr. 33. H. Sch., 31 Jahre alt. Haare im ganzen, besonders am Hinterkopf, stark gelichtet und dünn; keine Lues. Viel Schuppen, lästiges Jucken
der Kopfhaut. Vier Bestrahlungen. Schuppen, Jucken haben aufgehört.
Haare kräftig nachgewachsen, dicht, normal gefärbt.

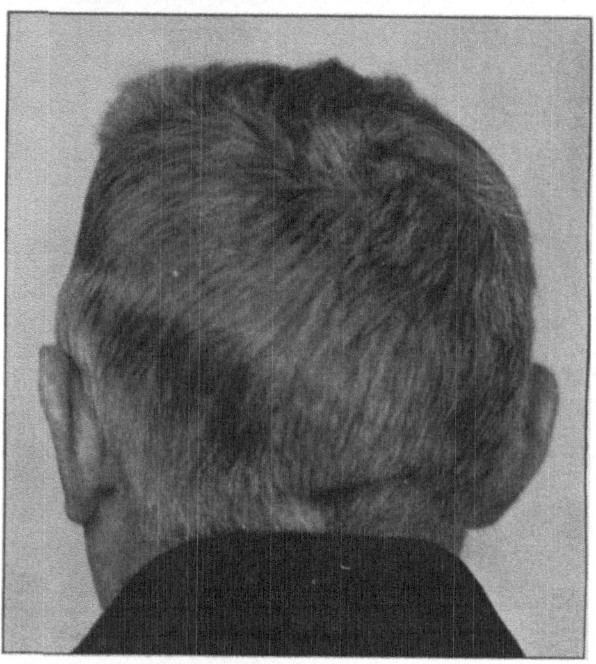

Abb. 26. Die zuerst weiß nachgewachsenen Haare der zum Teil handtellergroßen kahlen Stellen sind von gleicher Farbe wie das übrige Haupthaar.

Nr. 34. H. W. R., 22 Jahre alt. Alopecia pityrodes. Seit vier Wochen
starker diffuser Haarausfall. Zwei Bestrahlungen im September 1909. Seitdem vollkommen dichtes Haar von unveränderter Farbe.

Nr. 35. H. J., 25 Jahre alt. Seit 1½ Jahren mehrere bis handtellergroße Herde von Alopecia areata. Vom 9. Juli bis 16. August 1909 vier
Bestrahlungen (einmalige Durchbestrahlung jedes Herdes). Wegen anscheinend genügenden Erfolges hat Patient die Behandlung abgebrochen.

Nr. 36. H. H., 21 Jahre alt. Kleine kahle Stellen sind über den ganzen
Kopf verstreut. Alopecia areata. Vom 16. bis 21. August 1909 erste Bestrahlungsserie. Vom 4. bis 11. September zweite Bestrahlungsserie. Am
18. Oktober 1909 letzte Bestrahlung. Vollkommene Regeneration.

Nr. 37. H. L., 64 Jahre alt. Mehrere bis handtellergroße und kleinere
Herde von Alopecia areata am Hinterkopf. Bestrahlung vom 13. bis 15. Sep-

tember 1909. Patient hat sich während der Reaktion mehrfach am Kopf gekratzt und hat infolgedessen eine Furunkulose daselbst bekommen, die unter Aphlogolbehandlung mehrere Wochen zur Abheilung gebrauchte. Inzwischen haben sich die Herde vollständig mit Haaren bedeckt, die jedoch noch vollkommen pigmentlos sind. Rezidive sind nicht aufgetreten. Nach drei Monaten hat Patient grau meliertes Haar, ohne Unterschied der normalen und der kahl gewesenen Stellen (Abb. 26).

Nr. 38. H. G. H., 33 Jahre alt. Seit vier Monaten bestehen zwei fünfmarkstückgroße Herde von Alopecia areata auf dem behaarten Kopf (Abb. 8). September, Oktober 1909, März, April, Mai 1910 im ganzen acht Bestrahlungen. Vollkommene Regeneration.

Nr. 39. Kind Fritz, 11 Jahre alt. 15. September 1909. Nach Röntgenphotographie des Schädels durch einen Ohrenarzt, welche wegen ungenügenden Gelingens sofort wiederholt wurde, war ca. 14 Tage später auf dem Hinterkopf eine runde, handtellergroße, völlig kahle Stelle aufgetreten mit scharfer Umgrenzung. Falls spontane Regeneration eingetreten wäre, wäre diese ca. vier Monate später zu erwarten gewesen. Am 16. September Bestrahlung mit der Quarzlampe. Bereits nach drei Wochen deutliche weiße Spitzen auf dem ganzen Gebiet. Nach $4\frac{1}{2}$ Wochen vollkommene Regeneration in normaler, dunkelbrauner Farbe ohne Defekt. Laut brieflicher Mitteilung fünf Monate später war der Erfolg dauernd. Es zeigt sich auch hier der von mir mehrfach betonte direkte antagonistische Effekt der Quarzlichtstrahlung gegenüber der Röntgenwirkung.

Nr. 40. Herr N., $40\frac{1}{2}$ Jahre. Seit sechs Wochen kahle Stelle auf der linken Hinterkopfhälfte, die allmählich größer wurde und jetzt fünfmarkstückgroß ist. Bestrahlung am 19. November und 19. Dezember 1909. Vorstellung zuletzt am 9. Mai 1912. Vollkommen und dauernd geheilt.

Nr. 41. H. F., 25 Jahre alt. Seit vier Monaten zweimarkstückgroße Stellen hinter dem rechten Ohr. Zweimalige Bestrahlung jeder Stelle im Oktober und November 1909. Vollkommene definitive Regeneration.

Nr. 42. Herr M., 48 Jahre alt. Große, kahle Stellen über den ganzen Kopf zerstreut. Seit sechs Monaten mehrere Bestrahlungsserien. Nach fünf Monaten Regeneration komplett.

Nr. 43. Schwester H. M., 35 Jahre alt. Seit mehreren Jahren gehen von einer mehr und mehr größer werdenden Stelle aus am Hinterkopf die Haare verloren (Abb. 12). Das ganze erkrankte Gebiet juckt sehr heftig, ist atrophisch und schreitet nach dem Rande zu wallartig, leicht infiltriert, schuppend, zirzinär fort. Diagnose: Lupus erythematodes. Jede Therapie bisher erfolglos. Die Quarzbestrahlung, die mit großer Energie und Ausdauer seit dem 30. November 1909 auch als Kontaktbestrahlung durchgeführt wurde, hat das Leiden nur aufzuhalten vermocht. Ein geringes Fortschreiten fand trotzdem statt; auch Röntgen- und Radiumbehandlung war erfolglos, ebenso das ganze Rüstzeug der Dermatologie. Der Fall schien bis 1911 unheilbar. Es wurde dann nochmals eine intensive Quarzbehandlung unter Pinselung mit Magdalarot (Chromoradiotherapie) vorgenommen und bis heute durchgeführt. Im November 1912 zeigten sich gruppenförmig neue junge Haare am Rand. Im ganzen sind die kahlen Bezirke deutlich kleiner geworden, die Ränder weniger entzündet. Es besteht jedoch noch heftiger Juckreiz. Unter Diathermiebehandlung ist eine Abheilung der zentralen Partien und eine Begrenzung des Leidens erfolgt. Juckreiz ist noch in geringerem Maße stellenweise vorhanden. Eine Haarregeneration ist auf den deutlich narbigen, kahlen Bezirken nicht zu erwarten.

Nr. 44. Fr. S., 28 Jahre alt. Fünfmarkstückgroße, alopezische Herde mit kleineren Stellen in der Umgebung, seit zwei Monaten (Abb. 27). Behand-

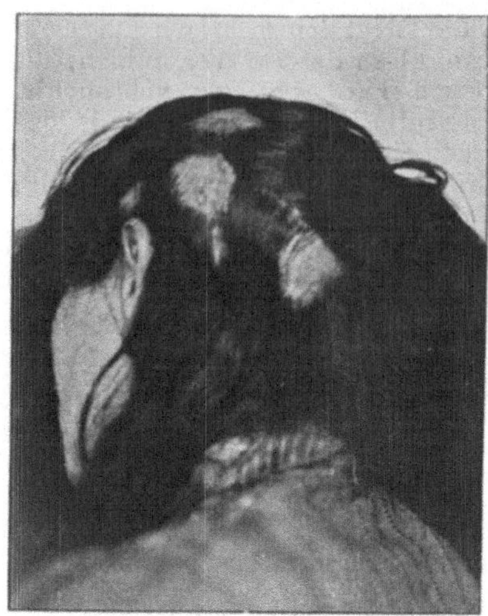

Abb. 27. Akute Alopecia areata, in wenigen Wochen entstanden.

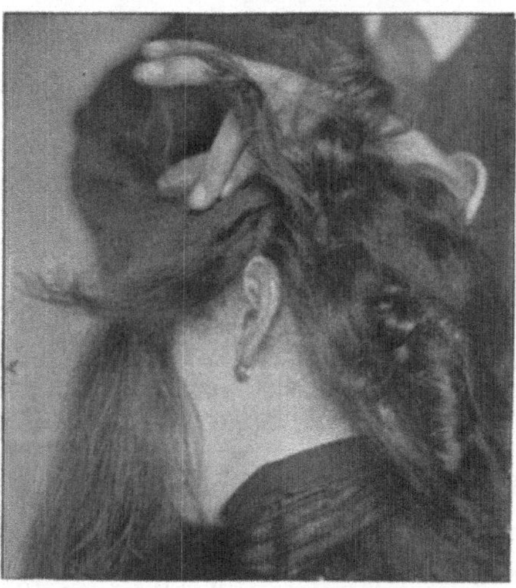

Abb. 28. Dieselbe. Die erst weiß nachgewachsenen Haare sind schnell nachgedunkelt. Die neuen kurzen Haare unterscheiden sich in der Farbe nicht von den alten langen.

lung im Dezember 1909 und Januar 1910. Die Haarregeneration hat im Januar bereits vollständig stattgefunden. Seitdem hat Patientin keine Behandlung mehr erhalten. Bei der Vorstellung im Juni 1910 zeigen die Haare, die zuerst vollkommen weiß nachgewachsen waren, genau die normale dunkelbraune Haarfarbe des übrigen Kopfes. Die Haarlänge des neuen Haares war damals 18 cm (Abb. 28).

Nr. 45. H. H., 26 Jahre. Zweimarkstückgroße Herde von Alopecia areata. Behandlung von Dezember 1909 bis Juni 1910. Vollkommene Heilung.

Nr. 46. Herr S., 32 Jahre alt. Alopecia areata. Handtellergroßer Herd in der Nackengegend. Verschiedene kleinere Stellen am ganzen behaarten Kopfe verteilt. Fünf Bestrahlungen im Dezember 1909 und Februar 1910 in zwei Serien. Am 4. Februar 1910 zeigten sich bereits überall kleine Haare. Weiterhin vollkommene Regeneration. Bis Juni 1910 beobachtet.

Nr. 47. Herr B., 40 Jahre alt. Zweimarkstückgroßer Herd von Alopecia areata auf der linken Hinterkopfseite. Zwölf Bestrahlungen von Dezember 1909 bis März 1910. Vollkommene dauernde Regeneration. Am 15. März 1912 stellt sich Patient wieder vor, er hatte bis dahin vollkommen dichtes Haar. Vor 14 Tagen hatte er sich die Haare schneiden lassen. Seitdem sind mehrere ganz frische kleine ca. linsengroße kahle Stellen aufgetreten. Lichtbehandlung. Heilung mit einer einzigen Bestrahlungsserie.

Nr. 48. Herr S., 47 Jahre alt. Zahlreiche größere und kleinere Herde der Alopecia areata im Kopf- und Barthaar. Vier Bestrahlungen. Die Herde waren allmählich konfluiert und hatten zu fast totalem Haarverlust geführt (siehe Abb. 29). Bereits Ende 1910 war vollkommene Regeneration eingetreten. Erfolg ist dauernd (siehe Abb. 30, 31.)

Nr. 49. Herr Sch., 33 Jahre alt. Handtellergroßer Herd von Alopecia areata seit zwei Monaten. Bestrahlung vom 18. Januar bis 5. April 1910.

Am 8. Februar waren die Herde bereits teilweise bewachsen. Allmählich trat vollkommene Regeneration ein (siehe Photographie vom Juni 1911, Abb. 32).

Nr. 50. Herr P., 32 Jahre. Fünfmarkstückgroßer Herd von Alopecia areata im Bart, daneben mehrere kleinere Herde. Neun Bestrahlungen vom 28. Februar bis 23. Mai 1910. Patient bleibt sodann aus der Behandlung fort, stellt sich jedoch zwei Monate später vollkommen geheilt vor.

Nr. 51. Frl. J., 36 Jahre alt. Seit 1¼ Jahr Herd von Alopecia areata von Fünfmarkstückgröße an der linken Kopfseite. Sieben Bestrahlungen vom 28. Februar bis 17. Dezbr. 1910. Kein Erfolg. Stelle bleibt kahl, indessen ist sie stationär geblieben. Nachträgliche Diagnose: Lupus erythematodes.

Am 10. August 1911 zum Teil mit langen Haaren bewachsen. Wesentlich gebessert.

Nr. 52. Fr. W., 45 Jahre. Alopecie seit acht Monaten, allmählich größer geworden, bis weit über handtellergroß; daneben einzelne kleinere Stellen. Lichtbehandlung zwischen dem 24. März 1910 und Februar 1911. Alles zugewachsen. Farbe den übrigen Haaren entsprechend. Beobachtet bis 30. August 1912 (Abb. 33, 34.)

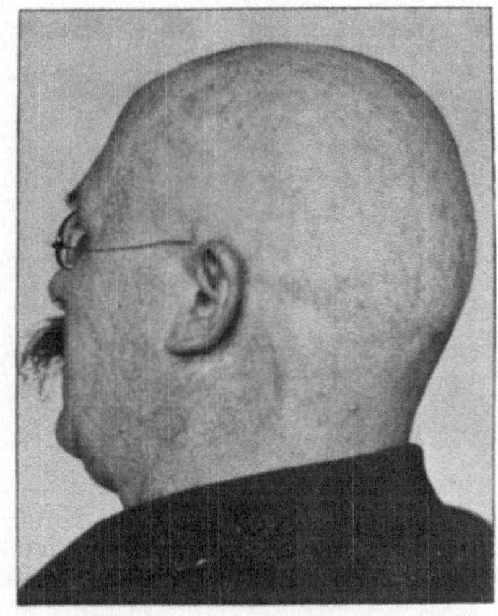

Abb. 29. Fast totaler Haarverlust bei einem 47 jährigen Herrn. 3. I. 10.

Nr. 53. Walter Z., 13 Jahre. Seit fünf Wochen fünfmarkstückgroßer Herd von Alopecia areata auf der Mitte des Kopfes. Sieben Bestrah-

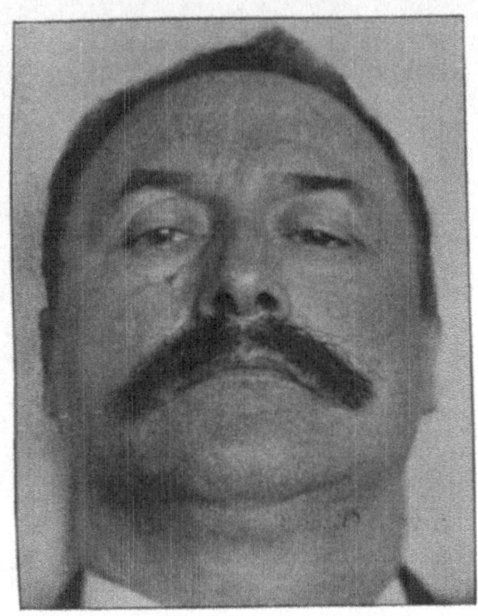
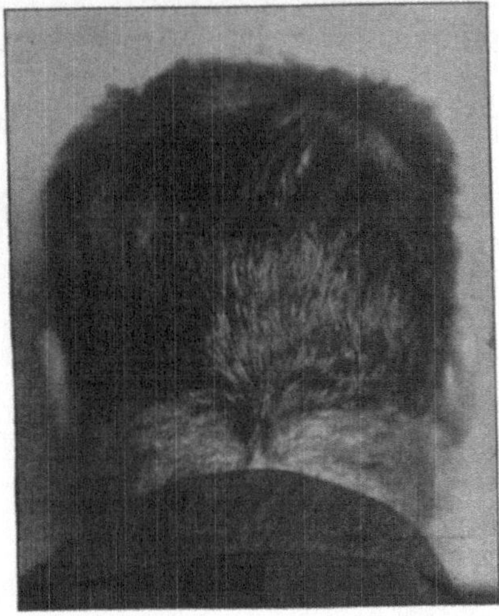

Abb. 30 und 31. Derselbe, durch viermalige Bestrahlung geheilt. Januar 1912.

lungen vom 5. Oktober bis 11. Dezember 1909. Schnelle, gute Regeneration, jedoch bleibt im Zentrum des Herdes eine Stelle von der Größe einer Linse kahl, leicht gerötet, atrophisch, deutlich unter das Hautniveau deprimiert. Trotz wiederholter Bestrahlungen tritt kein Haarwuchs ein. Um Rezidive von hier aus zu verhüten, wird die Stelle mittels Diathermie oberflächlich koaguliert, wonach sich eine gute glatte Narbe bildet. Heilung seitdem stationär.

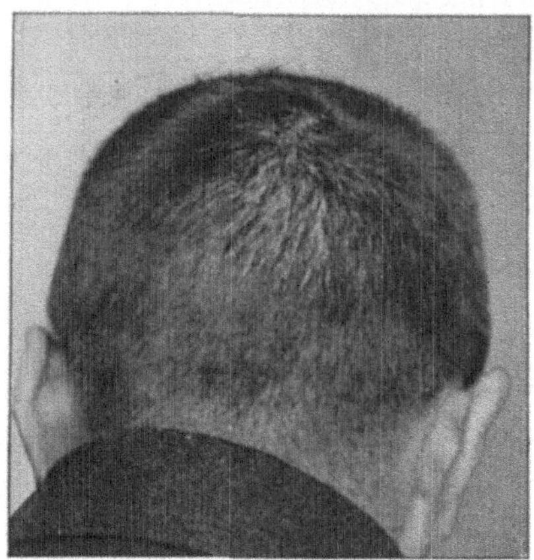

Abb. 32. Handtellergroßer Herd von Alopecia areata an der linken Kopfseite, 14 Monate nach eingetretenem Nachwachsen an der kahl gewesenen Stelle.

Nr. 54. Else B., 13 Jahre. Seit Neujahr 1909 starker Haarausfall, besonders auf dem Scheitel, von diffusem Charakter. Auf einem Kreise in der Mitte von 15 cm Durchmesser fast totale Kahlheit, die jedoch nicht so scharf begrenzt ist, wie bei Alopecia areata. Pilzbefund negativ. Starkes Jucken auf dem ganzen Kopf. Fünf Bestrahlungen vom 21. April bis 4. Juli 1910. Vollkommener dauernder Heilerfolg. Haare am 5. April 1911 11 cm lang; August 1912 nachgewachsene Haare 45 cm lang, dicht, siehe Photographie. Das gesamte Kopfhaar ist infolge der Bestrahlung zu ungewöhnlicher Länge und Dichte gewachsen (Abb. 35, 36).

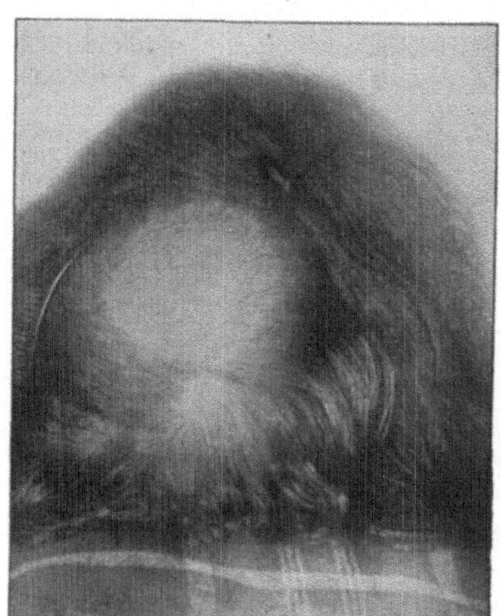

Abb. 33. Große progrediente Herde von Alopecia areata.

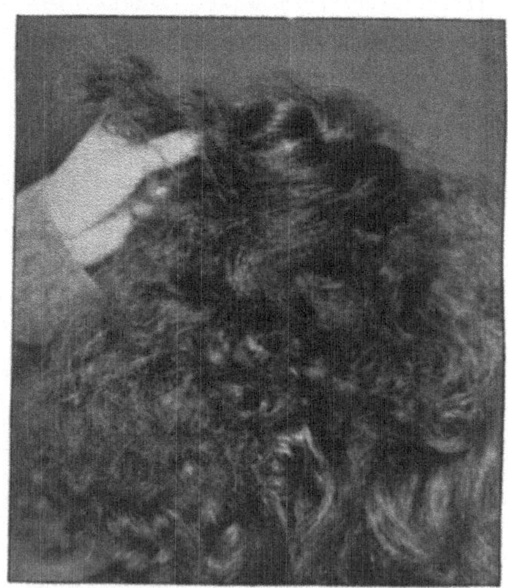

Abb. 34. Dieselbe. 2½ Jahre später; nachgewachsene Haare in gleicher Farbe.

Nr. 55. Herr A., 42 Jahre. Zahlreiche kahle Stellen im ganzen Gebiet des Bartes seit längerer Zeit. Nur wenige Haarinseln. Fünf Bestrahlungen zwischen dem 19. Mai und 30. Oktober 1910. Bis auf minimale Reste, nämlich zwei kleine Stellen am Bart, geheilt, stellt er sich am 24. August 1912 vor.

Nr. 56. Fr. L., 42 Jahre. Auf der Mitte des Kopfes handtellergroßer Herd. Drei Bestrahlungen am 2. August 1910, 25. August 1910, 4. Februar 1911. Zeigt sich im April 1911 wieder. Erfolg gut.

Nr. 57. Fritz D., 13 Jahre. Alopecia areata.

Nr. 58. H. C., 38 Jahre. Alopecie im Bart, mehrere Stellen. 17. Juni 1910 bis 1. März 1911 sechs Bestrahlungen. Heilung. Juni 1911 Rezidiv an anderer Stelle. Wiederum Heilung.

Nr. 59. H. K., 50 Jahre. Alopecia areata. Dreimarkstückgroße Stelle am Hinterkopf. 10. August 1910 einmalige Bestrahlung. 8 Tage danach auf dem Herd infolge Kratzens ein stark entzündeter Furunkel, der jedoch unter Aphlogolbehandung schnell abheilt, ohne sich zu propagieren. 14. Nov. Alopecie geheilt.

Nr. 60. Frl. L., 24 Jahre. Seit 14 Tagen talergroße Stelle auf der Stirnhaargrenze. Zwei Bestrahlungen im August 1910. Zeigt sich im Oktober 1911 geheilt wieder.

Nr. 61. Frl. G., 18 Jahre. Lupus erythematodes. Zweimarkstückgroße Stellen an der rechten Kopfseite. Zwischen dem 22. August 1909 bis jetzt 10 Bestrahlungen. Erfolg gering.

Nr. 62. Fr. K., 34 Jahre. Fünfmarkstückgroße Stellen an der linken Kopfseite. Sieben Bestrahlungen vom 30. August 1909 bis 25. Oktober 1910. Erfolg gut. Nach fünf Monaten stellt sie sich geheilt vor. Haare sind 15 cm lang, haben die natürliche Farbe (Abb. 37).

Nr. 63. Hermann S., 14 Jahre. Alopecia areata.

Nr. 64. Dr. R., 33 Jahre. Mehrere Herde von Alopecia are-

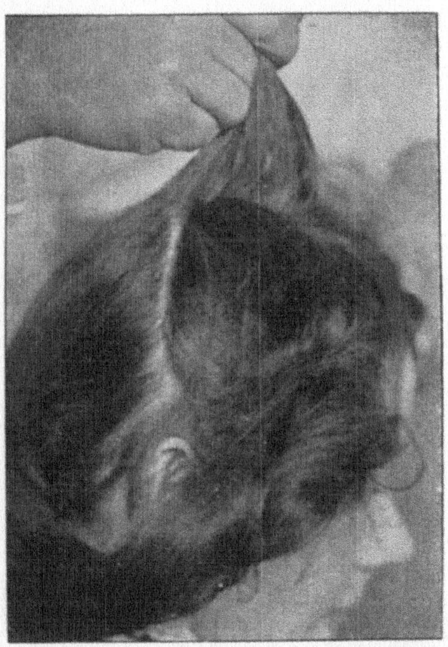

Abb. 35. Die nachgewachsenen, gut gefärbten Haare auf einem geheilten Alopecieherd sind ca. 20 cm lang.

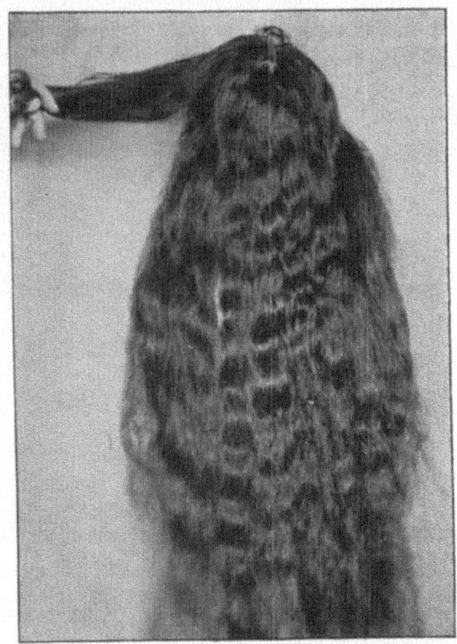

Abb. 36. Dieselbe. Die nachgewachsenen Haare sind 45 cm lang, Haar im ganzen nach der Bestrahlung sehr üppig gewachsen.

ata. Seit 3. September 1910 in Behandlung. Alopecieherde geheilt. Scheitelkahlheit deutlich gebessert, besonders kräftiges Wachstum in der Nackengegend links. (Siehe Abb. 38, 39).

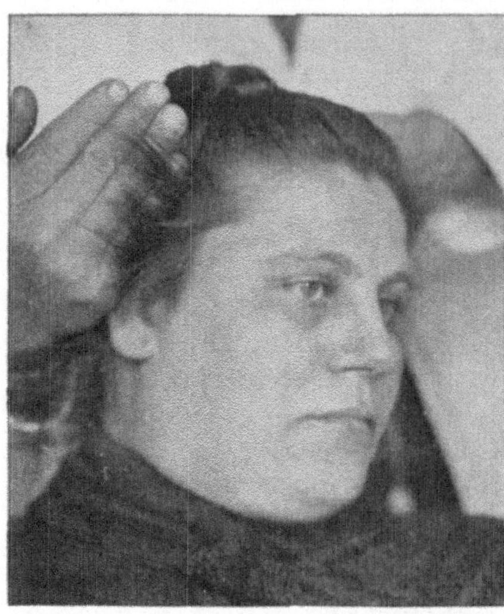

Abb. 37. Die nachgewachsenen Schläfenhaare (Alopecia areata) nach 5 Monaten 15 cm lang.

Nr. 65. Herr M., 32 Jahre. Seit einem Vierteljahr zahlreiche kahle Stellen im Bart von großer Ausdehnung. Keine Lues. Behandlung seit dem 10. Oktober 1910. Erfolg komplette Heilung. Wird zur Vermeidung späterer Rezidive noch einmal bestrahlt (Abb. 40, 41).

Nr. 66. Herr P., 46 Jahre. Drei kahle Stellen; unter dem Kinn seit zwölf Wochen, im Schnurrbart seit sechs Wochen. Vier Bestrahlungen zwischen 16. Oktober bis 15. Dezember 1910. Erfolg gut. Geheilt.

Nr. 67. Herr Sch., 22 Jahre. Haarausfall seit zwölf Jahren. Fast der ganze Kopf ist haarlos. Keine Lues. Bis jetzt viermal bestrahlt. Seit dem 1. November 1910 in Behandlung. Erfolg komplett bis auf einen kahlen Fleck rechts.

Nr. 68. Herr D., 31 Jahre. Alopecia areata.

Nr. 69. Herr G., 38 Jahre. Seborrhoisches Ekzem. Sehr stark

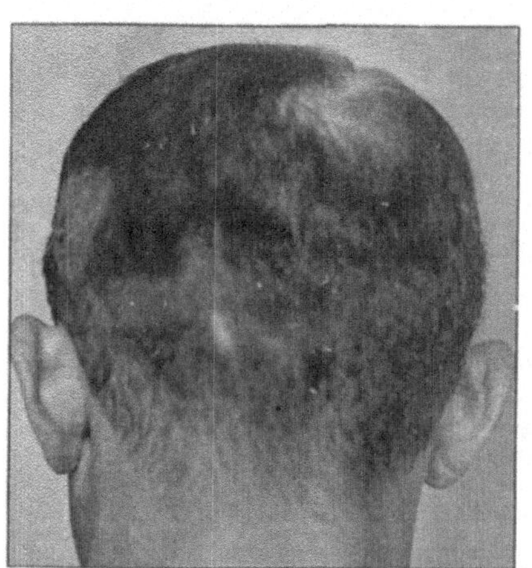

Abb. 38. Kleine Alopecieherde. Haare im Nacken sehr stark gelichtet, beginnende Scheitelkahlheit. 19. 8. 10.

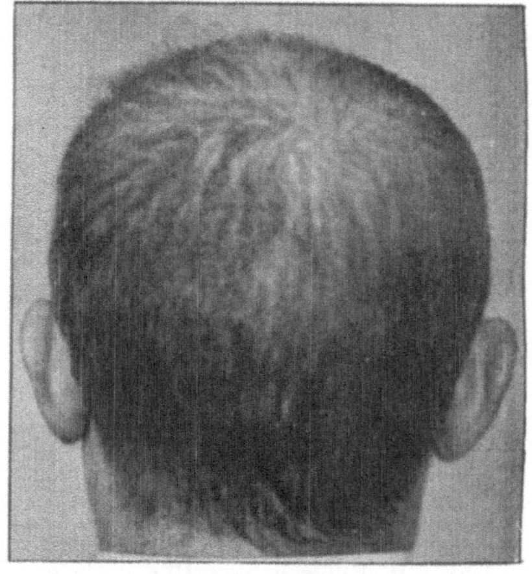

Abb. 39. Derselbe. Vollkommene Regeneration der kahlen Stellen und der Nackengegend, Scheitel gleichmäßig behaart. (Die Behaarung scheint in Abbildung 39 wegen der wesentlich kürzeren Haartracht schwächer.) 4. 4. 11.

gelichtetes Haar. Patient wird Oktober, November, Dezember 1910 je einmal bestrahlt. Ekzem: Heilung, Schuppenbildung verschwunden, Haare wesentlich dichter.

Nr. 70. Herr B., 45 Jahre. Alopecia areata.

Nr. 71. Fr. A., 27 Jahre. Nach der dritten Entbindung starker Haarausfall. Trotz zehnmonatlicher Behandlung mit verschiedenen Mitteln dauernde Verschlechterung. Mäßiges Jucken der Kopfhaut. Zweimalige Bestrahlung des ganzen Kopfes im Mai 1910. Fünf Monate später Haare wesentlich stärker und länger als vorher. Haarfarbe unverändert. Kein Jucken mehr. Vorstellung 1912 im November: Haare bedeutend länger und dichter als jemals vorher.

Nr. 72. Herr K., 29 Jahre. Erhebliche Alopecia praematura. Sehr spärliches Haar, das im Bereich des Scheitels fast ganz fehlt. Beginn des stärkeren Ausfalls vor acht Jahren. Regelmäßige Bestrahlung alle acht Wochen ein Jahr lang. Scheitel vollkommen bewachsen. Haar wesentlich dichter.

Nr. 73. Herr D., 58 Jahre. Zweimarkstückgroße Alopecia areata-Herde am Hinterkopf. Quarzbestrahlung. Nachwuchs erst weiß, dann schwarz, wie der übrige Kopf. Vollkommen geheilt.

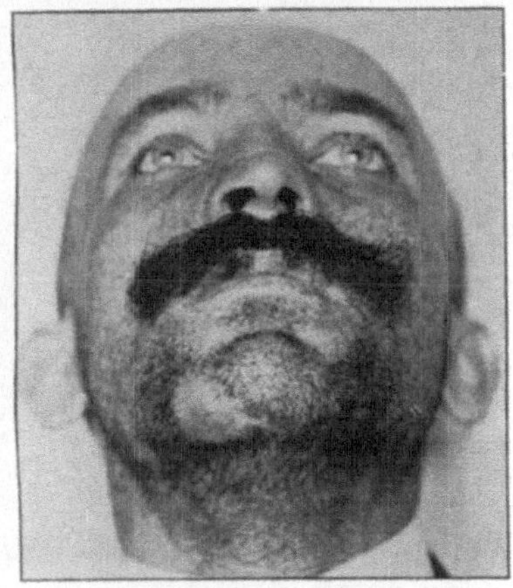

Abb. 40. Im Bart großer Alopecie- und mehrere kleinere. 8. 10. 10.

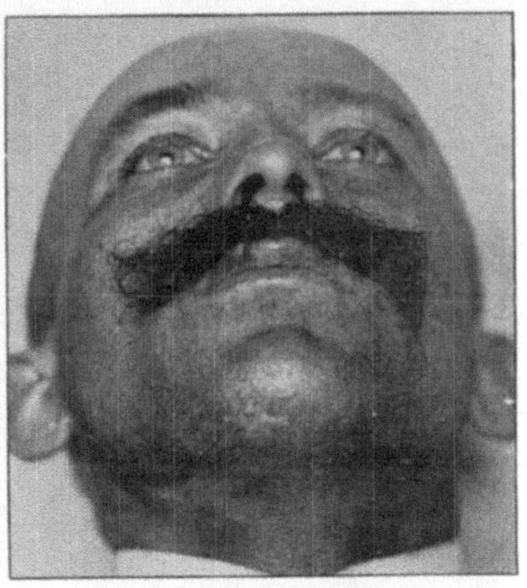

Abb. 41. Derselbe geheilt. 2. 5. 11.

Nr. 74. Herr H., 25 Jahre alt. Alopecia areata.

Nr. 75. Fr. Sch., 21 Jahre. Totale Aplasie, angeboren. Erfolg einer dreimaligen Durchbestrahlung vollkommen negativ. Patientin bleibt fort.

Nr. 76. Frl. R., 21 Jahre. Haar hellblond, sehr zart und dünn. Diffuse Alopecie. Zweimalige Durchbestrahlung 1910. Erfolg sehr gut. Nachuntersucht Dezember 1912.

Nr. 77. Frau P., 45 Jahre. Seit zwei Jahren kahle Stellen über dem linken Ohr, allmählich größer geworden. Jetzt (1909) über handtellergroß. Starkes Jucken. Haare im ganzen dünner geworden. Zweimalige Durchbestrahlung des ganzen Kopfes, fünfmalige des kahlen Fleckes. Nach acht Monaten ist der Alopecieherd vollkommen bewachsen. Das Haar in 18 Monaten im ganzen wesentlich dichter und länger als vorher. Erfolg dauernd.

Nr. 78. Herr Th., 34 Jahre. Diffuse Alopecie, auf seborrhoischer Basis. Zweimalige Bestrahlung des ganzen Kopfes. Haare im Laufe eines Jahres vollkommen dicht. Seborrhöe geheilt. Längenwachstum nicht feststellen, da Th. ganz kurzes Haar trägt; indessen muß er es sich häufiger schneiden lassen als früher.

Nr. 79.   Herr R., 42 Jahre.   Alopecia areata.
Nr. 80.   Frl. L. W., 21 Jahre.   Lues, Alopecie.
Nr. 81.   Herr Sch., 52 Jahre.   Alopecia areata.
Nr. 82.   Herr F. K., 49 Jahre.   Alopecia areata.
Nr. 83.   Knabe H., 7 Jahre.   Alopecia areata, fünfpfennigstückgroße,
kahle Stelle auf der Mitte des Kopfes; 17. März 1911 Quarzbestrahlung. Geheilt.
Nr. 84.   Herr A. R., 26 Jahre.   Alopecia areata totalis, seit sechs
Jahren zunehmender Haarausfall, seit einem Jahre vollständige Kahlheit.
6. Januar bis 21. Februar 1911 sechs Bestrahlungen.   Behandlung ab-
gebrochen.   Kein Erfolg.
Nr. 85.   Herr G. H., 35 Jahre.   Alopecia areata im Schnurrbart.   Zwischen dem 30. Dezember 1910 und 17. März 1911 acht Bestrahlungen.   Geheilt. (Abb. 42, 43).
Nr. 86.   Herr M. I., 36 Jahre.   Alopecia totalis; vor vier Jahren erste
kahle Stelle an der rechten Kopfseite in Größe eines Pfennigs.   Im Laufe

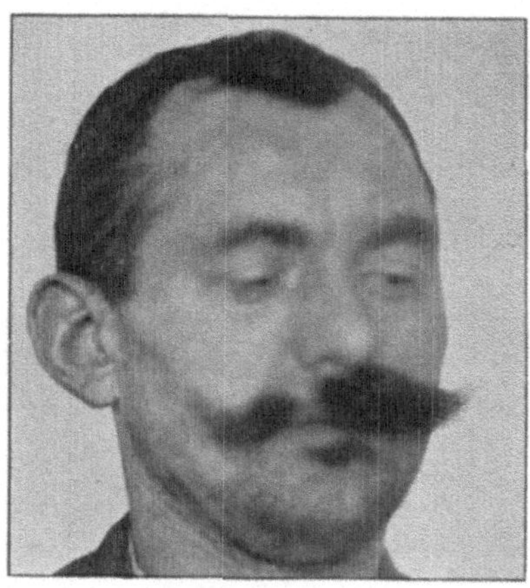

Abb. 42.   Alopecia areata im Schnurrbart.   30. 12. 10.

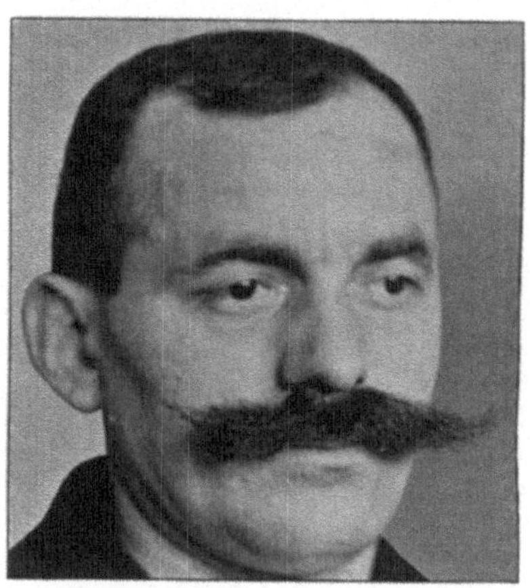

Abb. 43.   Derselbe.   Dreizehn Monate
erfolgter Heilung.   4. 4. 12.

eines Jahres fielen sämtliche Haare aus; Patient ist ganz kahl.   Am 25. Januar
bis 19. April 1911 acht Bestrahlungen, ferner am 23. Januar und 23. April 1912.
Teilweiser Erfolg.   Patient hat sich jetzt zur Weiterbehandlung wieder ein-
gefunden.
Nr. 87.   Herr A. S., 30 Jahre.   Alopecia areata.   Eine fünfpfennig-
große kahle Stelle auf dem Hinterhauptsbein.   Quarzbestrahlungen.   Geheilt.
Nr. 88.   Kind Arthur H., 5 Jahre.   Seit einem Jahre, erst stellenweiser
Haarausfall, dann plötzlich totale Alopecie, nach schleichendem Typhus.
Bisher mit Salben erfolglos behandelt.   Quarzbestrahlung vom 14. Oktober
1908 bis 15. Januar 1901.   Schnelle Heilung.
Nr. 89.   Herr P. R., 32 Jahre.   Alopecia areata.   Haarausfall seit
ca. zwei Monaten an zahlreichen Stellen des Hinterkopfes.   Fünf Bestrah-
lungen vom 14. März bis 21. April 1911.   Am 12. März 1912 Kopf ganz be-
wachsen, normale Farbe, sehr dicht (Abb. 44).
Nr. 90.   Herr M. N., 41 Jahre.   Luetische Alopecie; ab 30. Dezember
1908 zwei- bis dreimal bestrahlt.   Erfolg gut.
Nr. 91.   Herr R. L., 25 Jahre.   Luetische Alopecie.
Nr. 92.   Herr E. L., 23 Jahre.   10. Februar 1909.   Desgleichen.

Nr. 93. Herr M. F., 21 Jahre. Kopfekzem; Alopecia areata. Mit Quarz und Uviol bestrahlt; geheilt.

Nr. 94. Frl. G., 26 Jahre. Diffuse Alopecie. Die Schläfenhaare sind allmählich vollständig ausgefallen, während das übrige Haar lang geblieben ist. Quarzbestrahlung 1911. — Das Schläfenhaar ist reichlich und in derselben Farbe in dicken Strähnen nachgewachsen, die auf der Photographie bereits halb so lang wie das Kopfhaar, zum Zopf geflochten, erscheinen (Abb. 45).

Nr. 95. Frl. G., 24 Jahre. Alopecia totalis. Auch Augenbrauen und Wimpern fehlen. 15. August 1909 bis 13. März 1911 15 mal bestrahlt. Im dritten Lebensjahr fiel die Patientin ins Wasser, danach erkrankte sie am gastrischen Fieber. In der Rekonvaleszenz stellte sich starker Haarausfall ein, erst fleckweise, dann immer weiter sich ausdehnend bis zu völliger Kahlheit in wenigen Jahren. — Ohne Behandlung wuchs im 17. Jahre der größte Teil der Haare wieder, nur der ganze Nacken blieb kahl. Aber nach kurzer Zeit wurde allmählich, jedoch unaufhaltsam, der Zustand schlechter. Seit dem 21. Lebensjahre war Patientin vollständig kahl. Augenbrauen, Wimpern und Körperhaare waren stets unversehrt bis heute. August 1909 bis März 1910 fand jeden Monat einmal Lichtbehandlung statt. Am Schluß dieser Zeit waren mehrere Haarinseln mit braunen, buschigen, normal wachsenden Haaren entstanden. Patientin brach die Behandlung entmutigt ab. Allmählich gingen diese Haare verloren und im November 1911 begann sie die gleiche Lichtbehandlung. Bis heute sind außer den vorhandenen Haarinseln keine neuen entstanden. Patientin setzt die Behandlung auf Anraten weiter fort.

Nr. 96. Herr P. F., 23 Jahre. Alopecia areata.

Nr. 97. Frau H., 50 Jahre.

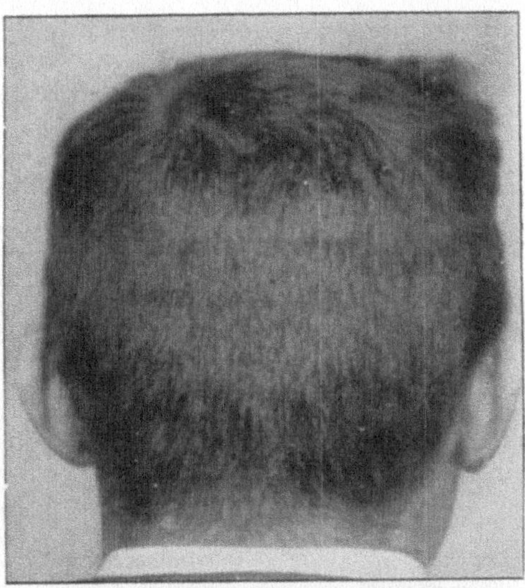

Abb. 44. Zahlreiche kahle Stellen über den ganzen Kopf verstreut, 13 Monate nach erfolgter Heilung.

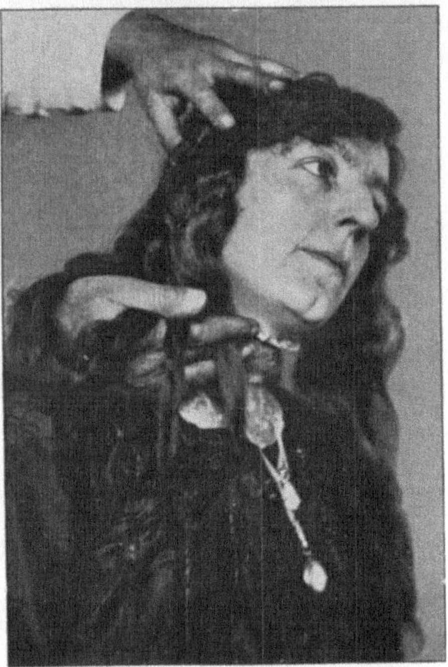

Abb. 45. Das fast vollkommen ausgefallene Schläfenhaar ist bereits 45 cm lang nachgewachsen und hat (Strähne zwischen dem zweiten und dritten Finger) die halbe Länge des zum Zopf geflochtenen Kopfhaares (zwischen Daumen und Zeigefinger).

Diffuse Alopecie. Siebenmal bestrahlt. Erfolg gut. Haare wesentlich länger und dichter geworden.

Nr. 98. Frl. H., 20 Jahre. Diffuse Alopecie; besonders in Stirn und Schläfen. Elfmal bestrahlt, Erfolg gut.

Nr. 99. Herr A. H., 42 Jahre. Alopecia areata. Zwei Bestrahlungen. Am 27. Januar und 28. März 1911. Erfolg gut; dauernd geheilt.

Nr. 100. Frau I., 38 Jahre. Alopecia areata über dem linken Ohr von Handtellergröße. Außerdem Stirn- und Schläfenhaar stark ausgegangen. Nach Bestrahlung mit Quarzlicht heilte sowohl die Alopecia areata wie auch der diffuse Haarausfall. Es trat reichliches Nachwachsen kürzerer Haare an Stirn und Schläfen auf. Am 14. Oktober 1910 rezidivierte der Alopecieherd und heilte auf eine einzige Bestrahlung dauernd ab.

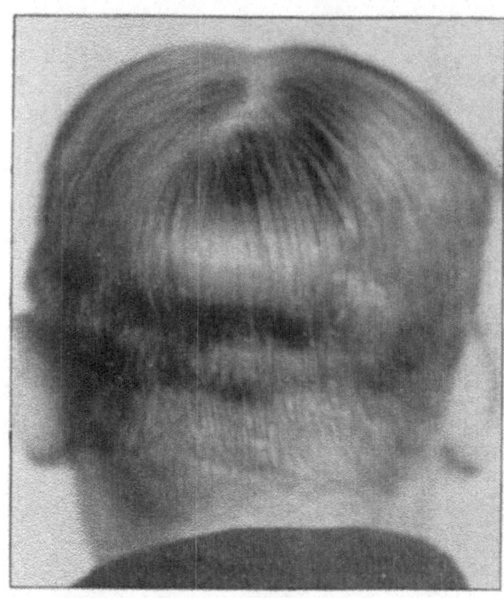

Abb. 46. Große kahle Stelle, Alopecia areata, nach einmaliger Bestrahlung dauernd geheilt.

Nr. 101. Herr K., 37 Jahre. Alopecia areata. Seit drei Monaten Haarausfall an mehreren Stellen des Hinterkopfes, zehnpfennig- bis zweimarkstückgroß. Der Patient wurde am 27. November und 11. Dezember 1909 je einmal bestrahlt. Danach überall deutliches Wachstum. Nach zwei Monaten vollkommen bewachsen. Dauernd geheilt. Kontrolliert am 6. Februar 1913 (siehe Abb. 46).

Nr. 102. Herr L., 24 Jahre. Alopecia areata.

Nr. 103. Herr W. K., 29 Jahre. Alopecia areata. Seit acht Wochen Haarausfall am Hinterkopf (Abb. 10). Quarzbestrahlung am 9. Juli 1909. Am 27. Juli deutlicher Nachwuchs. Patient bleibt wegen seiner Arbeit aus der Behandlung fort und stellt sich am 6. Januar 1910 wieder vor. In der Zwischenzeit war alles gut zugewachsen. Jedoch waren in den letzten 14 Tagen wieder große kahle Stellen aufgetreten. Er wurde einmal bestrahlt und ist dann aus der Behandlung fortgeblieben.

Nr. 104. Herr F. K., 24 Jahre. Diffuse Alopecie.

Nr. 105. Herr H. L., 37 Jahre. Alopecia areata.

Nr. 106. Herr R., 24 Jahre. Diffuse seborrhoische Alopecie. Stirn- und Schläfenhaar stark ausgegangen, Scheitel sehr dünn gewachsen. Vom 9. Februar bis 9. September 1911 acht Bestrahlungen. — Vollständig geheilt. Auf allen bestrahlten Stellen deutlicher Nachwuchs. Seborrhöe geschwunden.

Nr. 107. Frau Sch., 42 Jahre. Diffuse Alopecie. Haar wesentlich kürzer und dünner geworden. November 1909 und Januar 1910 wurde der Kopf durchbestrahlt, zwei Monate später überall reichliche kurze Haare nachgewachsen.

Nr. 108. Kind Kurt S., 7 Jahre. Luetische diffuse Alopecie. Antiluetische Kur. 6. Oktober 1909 und vier Wochen später je einmal der ganze Kopf durchbestrahlt. Am 24. April 1910 stellte er sich vollkommen geheilt vor.

Nr. 109. Herr Sp., 32 Jahre. Diffuse, seborrhoische Alopecie. Scheitelhaar stark ausgegangen, beginnende Glatze. 7. Februar und 8. Mai 1911 je eine Bestrahlung. Patient stellt sich im Oktober vollkommen geheilt mit dicht bewachsenem Scheitel vor.

Nr. 110. Herr E. A., 33 Jahre. Alopecia areata. Seit einem Jahre Haarausfall. 10. April 1911 einmalige Bestrahlung. Überall deutlicher Nachwuchs. Aus der Behandlung fortgeblieben.

Nr. 111. Frl. M. B., 27 Jahre. Diffuse Alopecia pityrodes.

Nr. 112. Herr O. B., 31 Jahre. Alopecia areata totalis.

Nr. 113. Herr C. B., 24 Jahre. Alopecia areata. Seit 14 Tagen starker Haarausfall, der zu über den ganzen Kopf verbreiteten kahlen Stellen geführt hat. Quarzbestrahlung am 13. April 1911. Vollständig geheilt (Abb. 47, 48).

Nr. 114. Frl. C. B., 26 Jahre. Alopecia pityrodes. Seit über zwei Jahren Haarausfall und Kopfreißen, Haare dünn, die längeren alle ausgefallen. Am 31. Mai 1911 Bestrahlung. Vorstellung am 3. Oktober 1911. Kein Reißen mehr, Haarausfall nur noch gering, Schuppen mäßig, kein Jucken mehr. 2. März 1912 nochmalige Bestrahlung. Es zeigt sich bereits deutlicher Nachwuchs; geheilt entlassen.

19. April 1912. Haare reichlich und wesentlich länger gewachsen, über 1 m lang. Siehe Photographie (Abb. 49).

Nr. 115. Herr M. B., 34 Jahre. Alopecia areata. Mehrere kahle Stellen in Kopf und Bart. 16. Aug. 1911 Bestrahlung. Am 29. August Herde größer geworden und mehrere kleine neue, auch im Barte zugetreten. Vom 16. August bis 20. Dezember 1911 alle Herde fünfmal bestrahlt. Ein Teil der Herde ist bewachsen, andere sind kahl geblieben; Erfolg mäßig. Aus der Behandlung fortgeblieben.

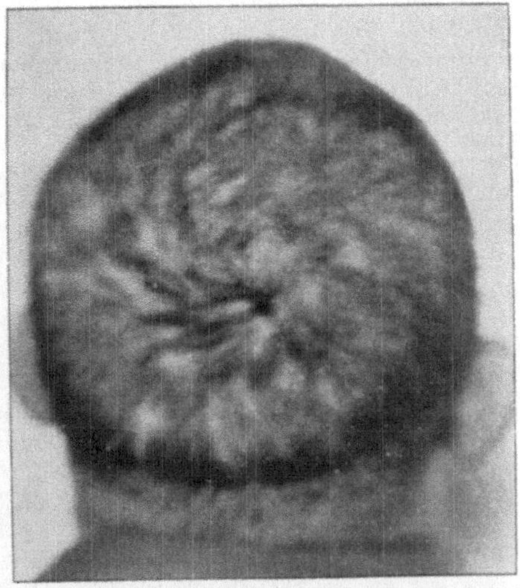

Abb. 47. Zahlreiche zerstreute kahle Stellen auf dem ganzen Kopf. Einmalige Bestrahlung am 13. 4. 12.

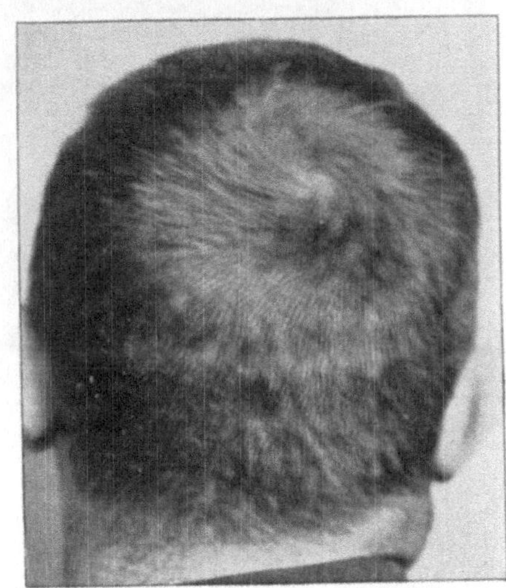

Abb. 48. Derselbe, vollkommen geheilt. kontrolliert am 15. 3. 12.

Nr. 116. Frl. F. C., 19 Jahre. Alopecia pityrodes. Seit einem Jahre Haarausfall. Keine hereditäre Belastung. Bestrahlung am 17. Oktober 1911. Am 16. November Reaktion abgelaufen. Am 5. Januar 1912 kein Ausfall mehr. Die neu entstandenen Haare nehmen deutlich an Längenwachstum zu und können bereits mit eingeflochten werden, besonders vorn rechts und an der Seite. Bis 18. März 1912 im ganzen vier Bestrahlungen. Geheilt entlassen.

Nr. 117. Herr S. D., 30 Jahre. Alopecia areata. Vor vier Jahren entstand eine kleine kahle Stelle auf dem Scheitel, die jetzt fünfmarkstückgroß ist. Es traten nach und nach noch mehrere Stellen auf dem Kopfe, in den Augenbrauen und im Schnurrbart auf. Trotz Behandlung stets Fortschreiten des Leidens. 18. Februar 1912 Quarzbehandlung. Am 26. März sämtliche kahlen Stellen auf dem Kopf, in den Augenbrauen und im Schnurrbart bewachsen. Vom 20. Februar bis 9. April 1912 fünf Bestrahlungen; seitdem geheilt.

Nr. 118. E. D., 12 Jahre. Alopecia areata. Seit Jahren Schinnenbildung, seit einem Jahre herdförmiger Haarausfall. 17. Juni 1911 Quarzbestrahlung. Am 11. März 1912 die kahlen Stellen gut bewachsen, Haar im ganzen etwas dünn geblieben, seitdem kein Ausfall mehr.

Nr. 119. Herr M. D., 28 Jahre. Alopecia areata. Seit April am Hinterkopf markstückgroße kahle Stellen. in der letzten Zeit zahlreiche neue Stellen fast über den ganzen Kopf und im Bart verbreitet. Vom 31. Oktober 1911 bis 19. März 1912 neun Bestrahlungen, bei denen jedoch nur der Kopf behandelt wurde. Stellt sich im Januar 1913 wieder vor, die kahlen Stellen auf dem Kopf vollständig behaart und heil geblieben, die kahlen Stellen im Bart, die noch nicht behandelt worden sind, größer geworden. Behandlung jetzt fortgesetzt.

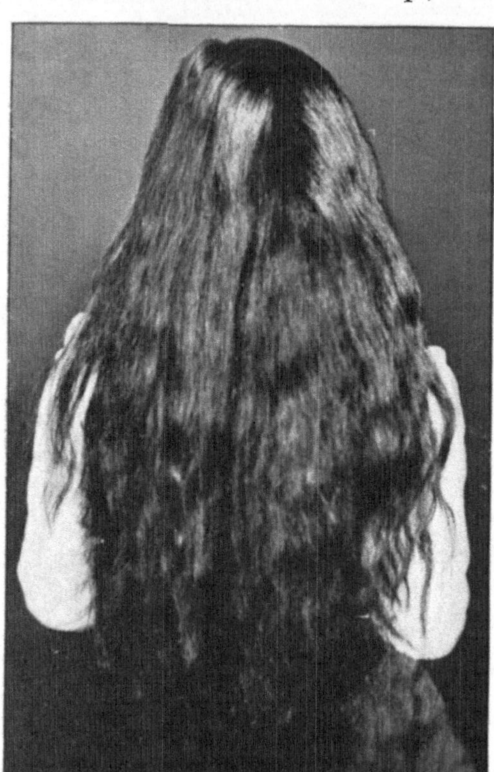

Abb. 49. Reichliches Wachstum des diffus stark gelichteten und verkürzten Haares nach zweimaliger Bestrahlung (erste Bestrahlung am 31. Mai 1911). Haare am 19. 4. 12 über 1 m lang.

Nr. 120. Kind G., weibl., 12 Jahre. Seborrhoisches Ekzem und seit drei Wochen Haarausfall, reichliche Schuppenbildung. Am 25. Oktober 1911 Bestrahlung. Stellt sich am 27. November vor: Haarausfall hat aufgehört, Schuppenbildung verschwunden, Kopf noch einmal durchbestrahlt. Stellt sich im Dezember 1912 mit reichlichem Nachwuchs geheilt vor.

Nr. 121. Frl. H. G., 17 Jahre. Alopecia areata. Seit ca. ½ Jahr Haarausfall. Mehrere kahle Herde auf dem Scheitel. Am 12. September 1911 Bestrahlung. Stellt sich am 11. März 1912 wieder vor: Auf den kahlen Stellen feines weißes Haar von ca. 6 cm Länge. Am 11. März und 14. April je einmal bestrahlt. Danach weiße Haare dunkel gefärbt, entsprechend den übrigen Haaren; ist noch in Behandlung, um einem Rezidiv vorzubeugen.

Nr. 122. Herr O. G., 25 Jahre. Alopecia pityrodes.

Nr. 123. Frl. E. H., 15 Jahre. Alopecia areata. Kopfhaarausfall, auch der Augenbrauen und Wimpern. Seborrhoisches Ekzem am Kopf und Hals. Seit vier Wochen deutliche kahle Stellen überall. Alle längeren Haare sind ausgefallen und die Haare im ganzen kurz und spärlich. Massenhaft Schuppen. Quarzbestrahlung seit dem 12. März. Seit August geheilt. Die Photographie am 2. April 1912 zeigt vollkommene Regeneration und erhebliches Längenwachstum (Abb. 50).

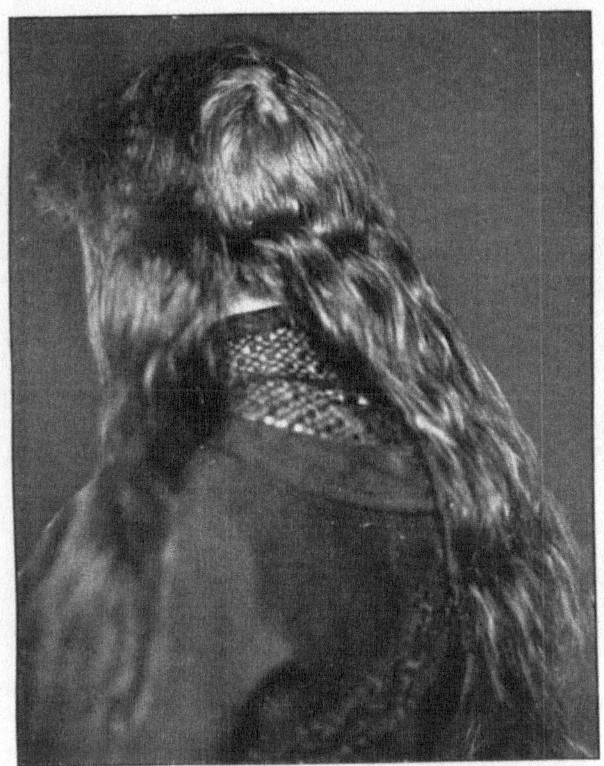

Abb. 50. Alopecia areata und starker Haarverlust. Man sieht in dem Winkel am Hals die kurzen nachgewachsenen Haare und im übrigen das stattliche Längenwachstum.

Nr. 124. Herr G. H., 35 Jahre. Alopecia areata. Im 17. Jahre gingen innerhalb vier Wochen sämtliche Haare auf dem Kopf, in den Augenbrauen und im Schnurrbart aus. Bestrahlung seit dem 11. September 1911. Auf Quarzbestrahlung wachsen sie büschelweise wieder, fallen aber zum großen Teile wieder aus. Nach wiederholten Bestrahlungen vollkommener Nachwuchs bis auf die Augenwimpern. Patient stellt sich kürzlich mit einem geringen Rezidiv wieder vor, entzieht sich jedoch der Weiterbehandlung.

Nr. 125. Herr O. H., 25 Jahre. Alopecia areata. Haarausfall und kahle Stellen in Schnurrbart und Augenbrauen. Patient ist ein Bruder des unter 124 beschriebenen Patienten. Am 7. April 1912 Quarzbestrahlung. Vollkommene Regeneration ohne Rezidiv.

Nr. 126. Frl. E. H., 28 Jahre. Alopecia pityrodes. Haare zum großen Teile ausgefallen. Quarzbestrahlung am 31. Mai 1912. Seitdem Schuppenbildung und Haarausfall beseitigt. Vorstellung am 3. Februar 1913: Zahlreiche feine Haare auf dem ganzen Kopf nachgewachsen, die zurzeit etwa 6 cm lang sind. Behandlung wird fortgesetzt.

Nr. 127. Herr A. H., 43 Jahre. Alopecia areata. Seit ½ Jahr Haarausfall, bisher erfolglos behandelt, zwei Bestrahlungen am 3. Februar und 7. Februar 1911. Gebessert, fortgeblieben.

Nr. 128. Herr R. H., 45 Jahre. Alopecia areata. Seit ca. ¼ Jahr große Herde auf dem Hinterkopf; am 19. Juli 1911 Quarzbestrahlung. Stellt sich am 12. März 1912 wieder vor. Die alten Stellen geheilt, jedoch zahlreiche neue Herde an den Seitenflächen und auf dem Scheitel. Haare sehr dünn; einmalige Bestrahlung. Gebessert, fortgeblieben.

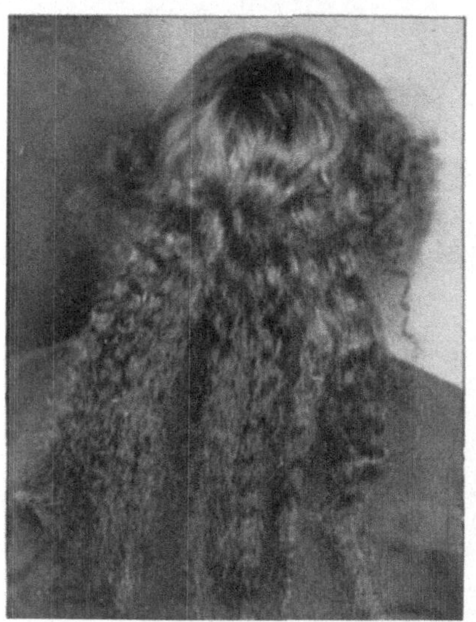

Abb. 51. Reichlicher Nachwuchs bei luetischer totaler Alopecie.

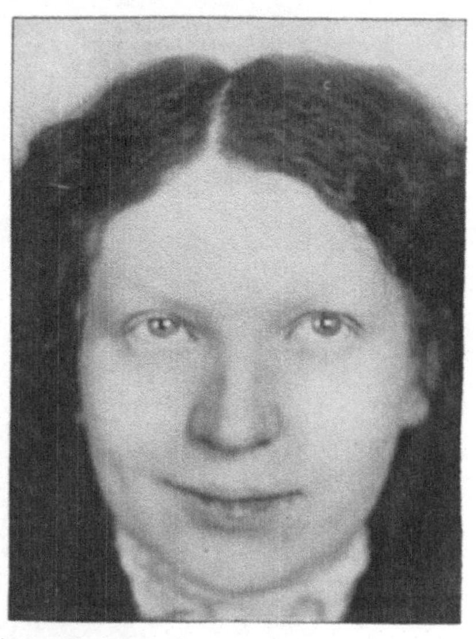

Abb. 52. Dieselbe Patientin. Die nicht genügend bestrahlten Augenbrauen sind nicht regeneriert.

Nr. 129. Frl. M. K., 19 Jahre. Lues, sieben Wochen lang starke Kopfschmerzen, sodann Ausfall sämtlicher Haare des Kopfes und Körpers bis auf wenige blonde Kopfhaare; auch Augenbrauen und Wimpern fehlen. 21. März 1912 Quarzbestrahlung. Im ganzen fünfmal auf dem Kopf; einmal an den Augenbrauen. Patientin stellt sich am 7. Februar 1913 wieder vor: Kopf vollständig wieder bewachsen; Augenbrauen sehr spärlich; Wimpern fehlen (Abb. 51, 52).

Nr. 130. Frl. E. K., 19 Jahre. Alopecia areata. Haarausfall seit mehreren Jahren. Mehrere bis handtellergroße kahle Stellen (Abb. 53, 54). Am 12. April 1912 Beginn der Quarzbestrahlung. Das Leiden ist sehr hartnäckig. Auf wiederholte Bestrahlung sind die Stellen bis Ende Januar 1913 erst in den letzten Wochen zum größten Teil bewachsen. Noch in Behandlung (Abb. 55, 56).

Nr. 131. Herr G. K., 38 Jahre. Alopecia areata.

Nr. 132. Herr P. K., 26 Jahre. Seit vier Jahren (angeblich seit der Militärzeit) vollständiger Haarschwund. Am 24. Juni 1911 einmalige Bestrahlung. Stellt sich Januar 1913 wieder vor. Da die erste Behandlung keinen Erfolg erzielt hatte, lehnt er weitere Behandlung ab.

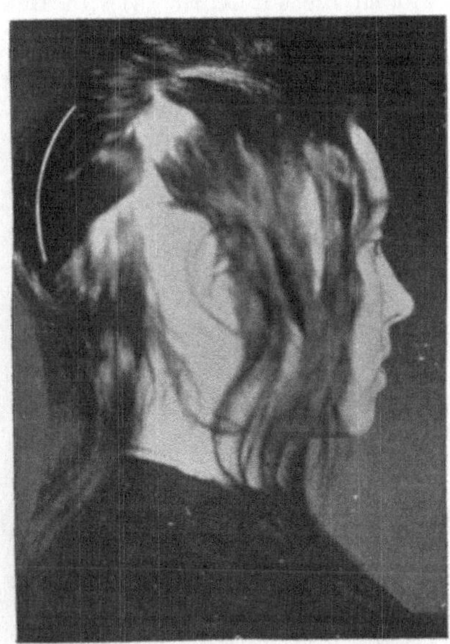

Abb. 54.

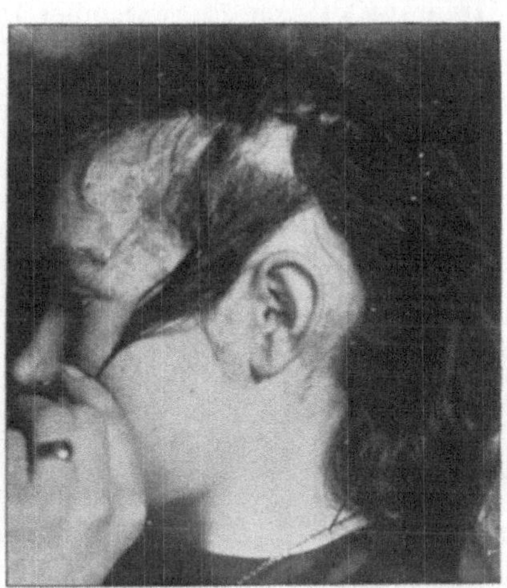

Abb. 53.

Ausgebreitete große Herde von Alopecia areata seit mehreren Jahren.

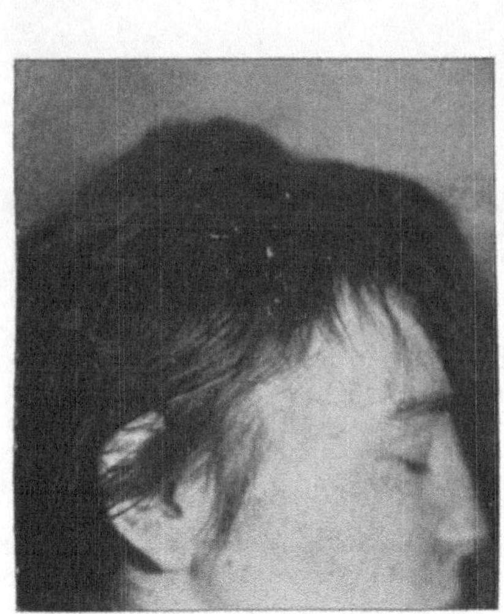

Abb. 55.

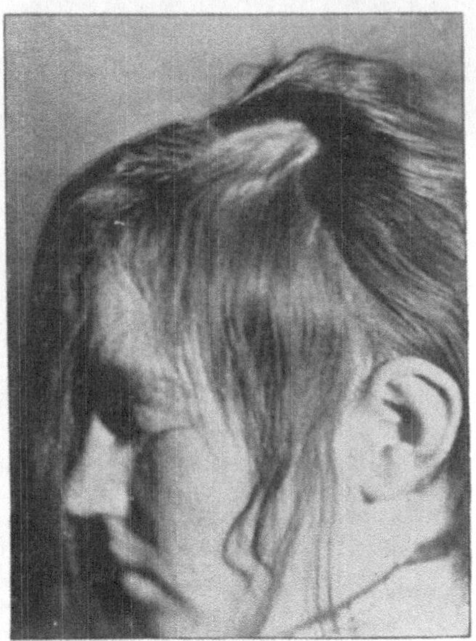

Abb. 56.

Dieselbe Patientin, ³/₄ Jahre später, mit fast vollständiger Regeneration (noch in Behandlung).

Nr. 133. Frau M. K., 36 Jahre. Alopecia areata. An jeder Seite eine zweimarkstückgroße Stelle. Am 3. Mai 1911 Quarzbestrahlung. Geheilt. (Abb. 57, 58.)

Nr. 134. Kind W. K., 9 Jahre, Sohn der Patientin Nr. 133. Talergroße kahle Stellen auf dem Hinterkopf. 29. Januar bis 11. April 1911 14 Bestrahlungen, ungebessert. Einige der bestrahlten Partien sind behaart, andere sind kahl, nachdem kurz nach den Bestrahlungen alles bewachsen war.

Nr. 135. Frl. A. K., 21 Jahre. Alopecia pityrodes. Seit zwei Jahren Haarausfall. Am 26. September 1911 und vom 2. Januar bis 22. März 1912 vier Bestrahlungen. Schuppenbildungen und Haarausfall sistiert; geheilt.

Nr. 136. Fr. L., 39 Jahre. Alopecia diffus.

Nr. 137. Herr L., 42 Jahre. Alopecia areata. Seit zwei Monaten mehrere kahle Stellen im Bart und auf dem Kopf, die sich schnell ausdehnten und zu fast völligem Verlust der Haare auf dem Hinterkopf führten.

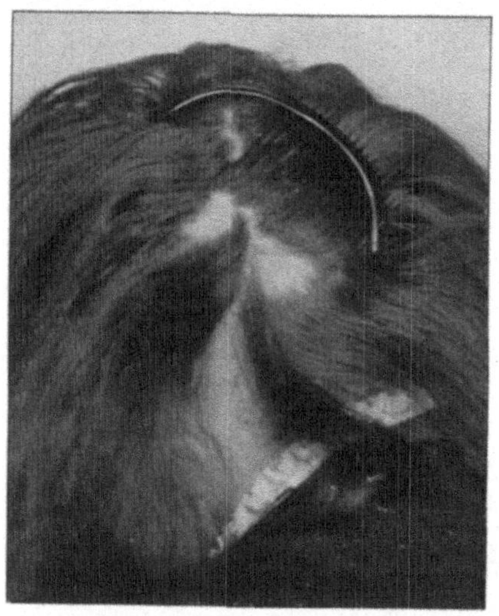 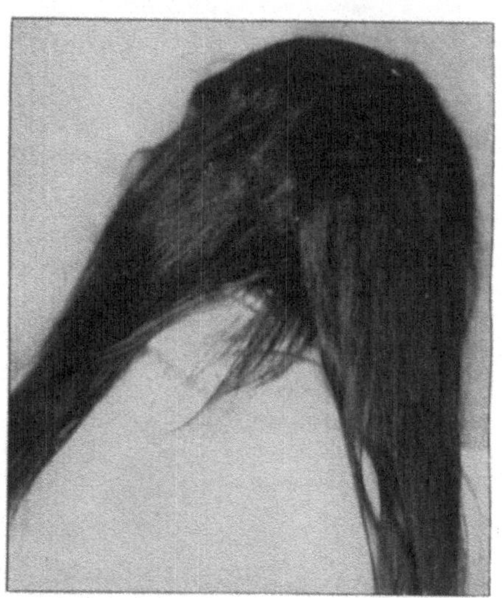

Abb. 57.   Abb. 58.

Alopecia areata. Nachgewachsene Haare als kürzere Spitzen deutlich
erkennbar. Heilung.

Am 19. März 1912 Quarzbestrahlung. Stellt sich am 26. Juni wieder vor. Der ganze Kopf ist bewachsen, jedoch sind die jungen Haare weiß; Fortsetzung der Quarzbestrahlung. Die weißen Haare färben sich. Geheilt. (Abb. 59, 60).

Nr. 138. Herr A. L., 19 Jahre. Alopecia areata. Seit sechs Monaten am Hinterkopf kahle, pfenniggroße Stelle. Jetzt mehrere über den ganzen Kopf verteilte Herde. Patient leidet an heftigen Kopfschmerzen, kann mitunter nur ½ Stunde nachts schlafen. Am 19. März 1912 Quarzbestrahlung. Stellt sich am 22. Juni wieder vor. Bis auf zwei anscheinend neue Stellen am Hinterkopf alles bewachsen. Kopfschmerzen und Schlaflosigkeit schon seit längerer Zeit geschwunden. Weiter bestrahlt, gebessert.

Nr. 139. Herr P. L., 42 Jahre. Alopecia areata. Dreimarkstückgroßer Herd auf dem rechten Scheitelbein. 14. Juni 1911 Quarzbestrahlung. Geheilt.

Nr. 140. Herr Dr. M., 53 Jahre. Diffuse seborrhoische Alopecie. 14. Mai 1912 Quarzbestrahlung. Laut Bericht gebessert.

Nr. 141. Herr A. N., 24 Jahre. Diffuse Alopecie.

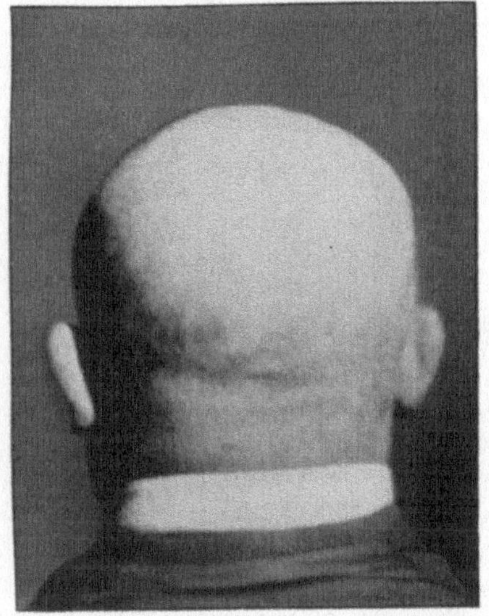 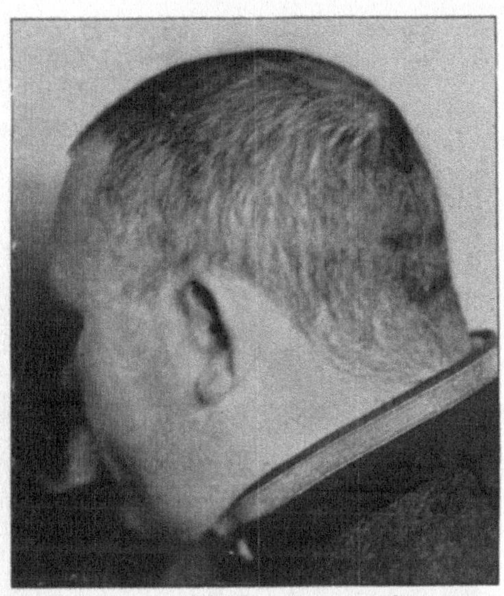

Abb. 59. Fast völliger Haarverlust bei einem 42jährigen Manne. 19. 3. 12.

Abb. 60. Nachwuchs der zuerst weißen neuen Haare in dunkler Farbe. 23. 12. 12.

Nr. 142. Frl. O., 24 Jahre. Alopecia areata. Seit sechs Wochen starker Haarausfall. 19. März 1912 Quarzbestrahlung. Stellt sich am 18. Mai wieder vor. Die kahlen Herde sind vollständig dicht mit 1 cm langen, normal gefärbtem Haar bewachsen. Weiter bestrahlt. Geheilt. Reichlich dichtes Haar nachgewachsen.

Nr. 143. Herr C. O., 49 Jahre. Alopecia areata. Vor einem Jahr Herzmuskelschwäche. Seitdem plötzlich kahle Stellen. Bisher vergeblich

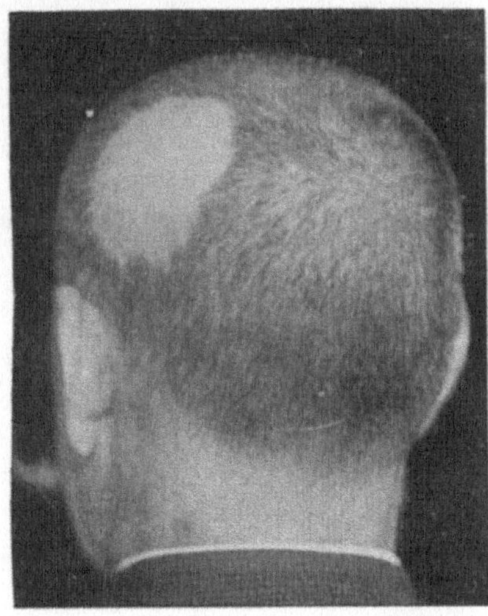 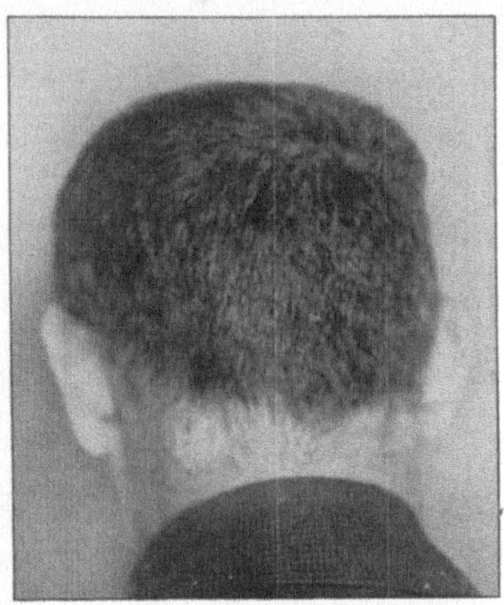

Abb. 61. Alopecia areata, im Anschluß an einen Anfall von Herzschwäche. Ein Jahr vergeblich behandelt. 19. 9. 11.

Abb. 62. Derselbe. durch Quarzbestrahlung geheilt. 15. 11. 12.

behandelt (Abb. 61). 19. September 1911 Quarzbestrahlung. Stellt sich am 5. März 1912 wieder vor. Bis 28. März 1912 vier Bestrahlungen. Haare vollständig nachgewachsen von dunkler, normaler Farbe. Wird am

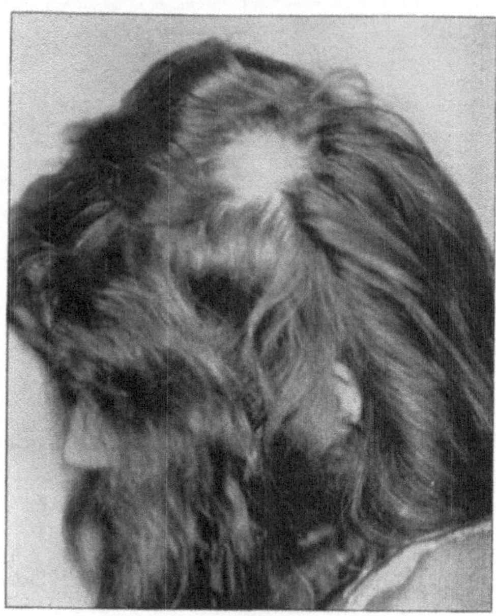

Abb. 63. Alopecia areata. 20. 5. 12.

12. April geheilt entlassen. Einige Wochen später neue kleine kahle Stelle, welche auf einmalige Bestrahlung heilt. Seitdem keine weitere Behandlung bis Dezember 1912 (Abb. 62). Dann kleines Rezidiv (bohnengroß), nach zwei Bestrahlungen zuge·wachsen.

Nr. 144. Frl. H. O., 24 Jahre. Alopecia areata. 8. Juli 1911.

Nr. 145. Frau A. P., 27 Jahre. Alopecia areata. Seit acht Wochen auf dem Scheitel dreimarkstückgroße kahle Stelle (Abb. 63). 20. Mai 1912 Quarzbestrahlung. Am 17. Oktober 1912 stellt sich Patientin vor. Der kahle Herd ist vollständig bewachsen. Die nachgewachsenen Haare sind 5 cm lang, von normaler Farbe. Kontrolliert (Abb. 64) am 6. Februar 1912.

Nr. 146. E. P., 27 Jahre. Alopecia areata. Seit sechs Wochen mehrere Herde auf Hinterkopf und Scheitel. Vom 10. September 1911 bis März 1912 Quarzbehandlung. Alles abgeheilt bis auf einen Herd im Nacken. Fortgeblieben.

Nr. 147. Herr W. P., 20 Jahre. Alopecia diff. seborrh.

Nr. 148. Herr A. P., 35 Jahre. Alopecia areata.

Nr. 149. Knabe A., 13 Jahre. Seborrhoisches Kopfekzem, mit Röntgenstrahlen behandelt. Hiernach Entstehung einer Röntgenalopecie. Am 14. März 1912 Quarzbestrahlung. Geheilt.

Nr. 150. Herr R., 29 Jahre. Seborrhöe und Alopecia areata. Vom 6. Juli 1910 bis 5. April 1911 fünf Bestrahlungen. Vollständig geheilt.

Nr. 151. Herr E. R., 45 Jahre. Alopecia areata. Sehr hartnäckiger und ausgebreiteter Fall. Seit ½ Jahr herdförmige kahle Stellen, die zum

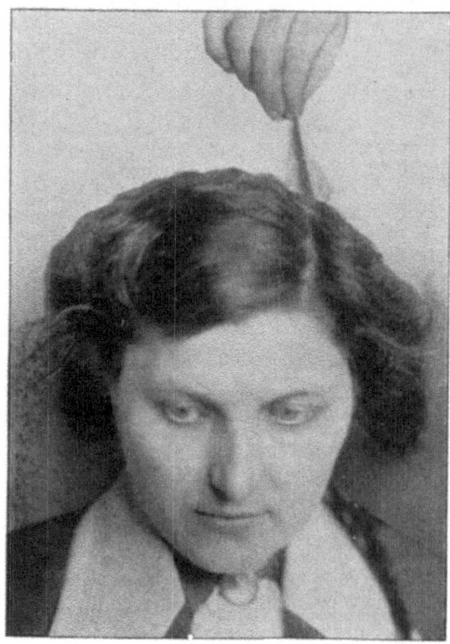

Abb. 64. Alopecie geheilt, nachgewachsene Haare von gleicher Farbe.

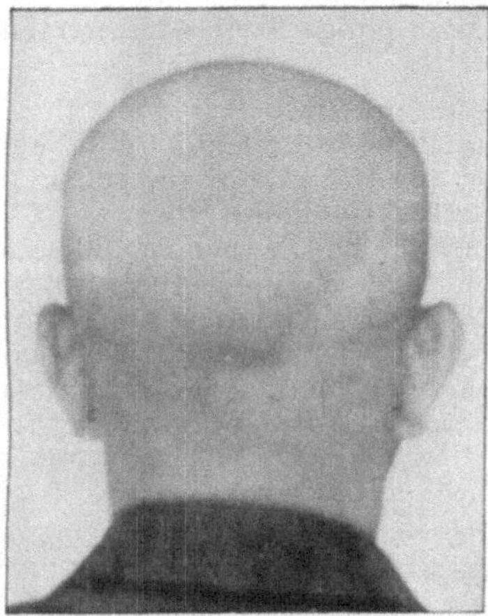

Abb. 65. Fast totale Alopecie von universeller Ausbreitung.

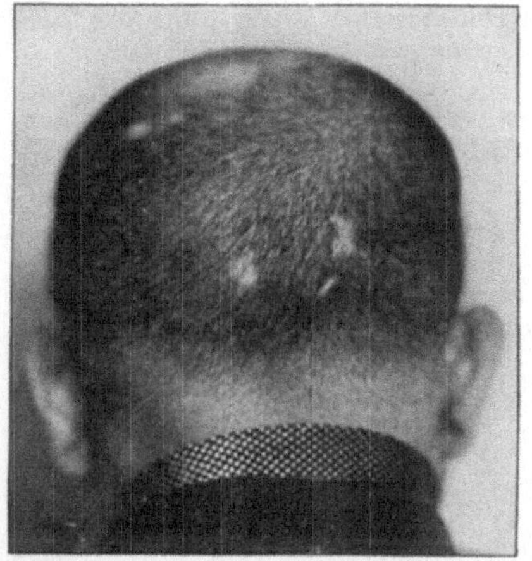

Abb. 67. Derselbe bis auf kleine Reste geheilt, noch in Behandlung.

Verlust fast des ganzen Kopf- und Barthaares geführt haben (Abb. 65). Während der Behandlung breitete sich die Affektion auch auf die ziemlich kräftige Behaarung des ganzen Körpers aus (Abb. 66). Bis jetzt 32 Bestrahlungen, welche allmählich zu einer fast vollkommenen Heilung der genügend bestrahlten Bezirke geführt haben (Abb. 67). Wegen der außer-

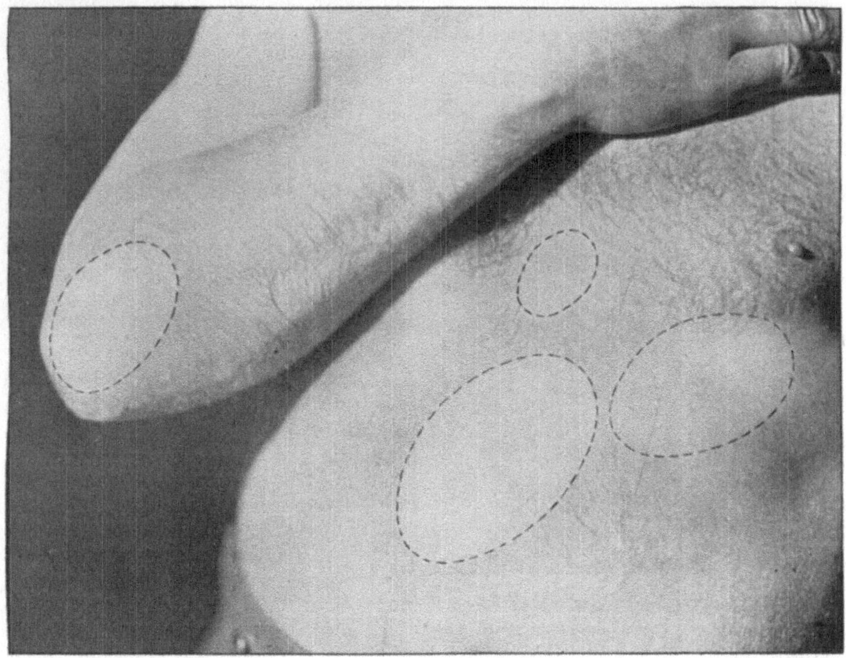

Abb. 66. Derselbe, Alopecia areata der Lanugobehaarung des Körpers, durch eingezeichnete Ovale kenntlich gemacht.

gewöhnlichen Ausbreitung des Leidens sind noch einige Stellen unbestrahlt geblieben.

Nr. 152. Herr A. R., 32 Jahre. Alopecia areata. Seit drei Jahren Haarausfall. Zahlreiche Herde auf Scheitel und Hinterkopf. Seit dem 17. Juni 1912 Quarzbestrahlung. Die meisten Herde sind bewachsen. Indessen sind im Nacken eine Anzahl kahler Stellen bis jetzt vollkommen unbehaart geblieben. Die Haut ist daselbst gefältelt und erscheint narbig. An diesen Stellen ist die Prognose ungünstig. Neue Herde sind seit der Bestrahlung nicht aufgetreten.

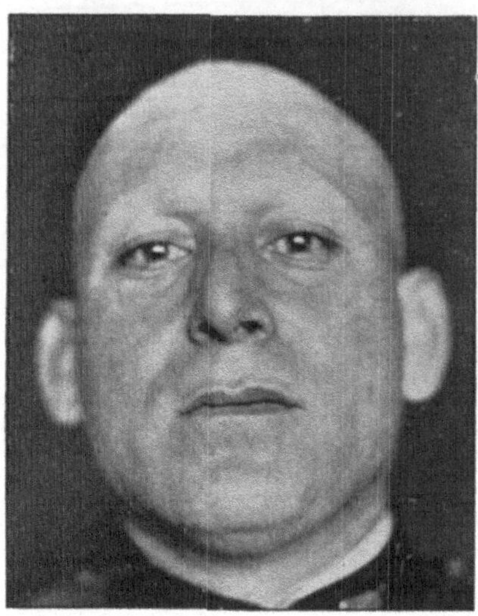

Abb. 68. Seit einem Jahr Verlust fast sämtlicher Haare. Viermalige Quarzbestrahlung seit dem 25. Septbr. 1911.

Nr. 153. Herr A. R., 43 Jahre. Alopecia areata.

Nr. 154. Herr P. Sch., 34 Jahre. Alopecia areata.

Nr. 155. Frl. G. Sch., 13 Jahre. Diffuse Alopecie, Seborrhöe. Seit einem Jahr Schinnenbildung auf dem Kopf, sehr starker Haarausfall, Ekzem. Am 15. Dezember 1911 Quarzbestrahlung. Am 19. Januar 1912 noch Ekzem am Hals. Am 5. Januar kein Haarausfall mehr, jedoch noch Schuppenbildung. Am 25. Januar letzte Bestrahlung, deutlicher Nachwuchs, Schuppenbildung geschwunden, geheilt entlassen.

Nr. 156. Herr W. Sch., 24 Jahre. Alopecia areata.

Nr. 157. Kind Hermann Sch., 8 Jahre. Alopecia areata.

Nr. 158. Herr I. Sch., 29 Jahre. Alopecia areata. Quarzbestrahlung seit dem 10. August 1911. Stellt sich am 29. März 1912 fast geheilt vor. Letzte Bestrahlung am 22. März 1912.

Nr. 159. Herr A. Sch., 62 Jahre. Alopecia areata. Große kahle Herde am Scheitel, Hinterkopf und Bart. Am 28. Juli 1911 Beginn der Quarzbehandlung, die aus äußeren Gründen abgebrochen wird. Nur einmalige Bestrahlung einzelner Herde. Patient stellt sich im Januar 1913 wieder vor. Die bestrahlten Stellen (mittlere Zone des Hinterkopfes) sind mit langem weißem Haar dicht bewachsen und heben sich von dem grauschwarz-melierten übrigen

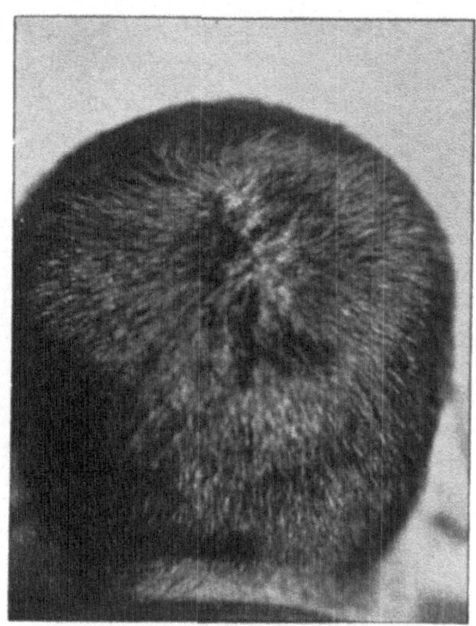

Abb. 69. Derselbe am 13. März 1912.

Kopfhaar deutlich ab. Die nicht bestrahlten Stellen, Nacken und Stirngegend, sind größer geworden, und am Nacken, sowie im Bart zu großen Flächen konfluiert. Setzt jetzt die Behandlung weiter fort.

Nr. 160. Herr I. S., 41 Jahre. Hatte starken Haarwuchs. Seit einem Jahr heftiger Haarausfall. Kopf, Augenbrauen, Schnurrbart ganz kahl (Abb. 68). Im Backenbart nur noch wenige Stoppeln. 25. September 1911

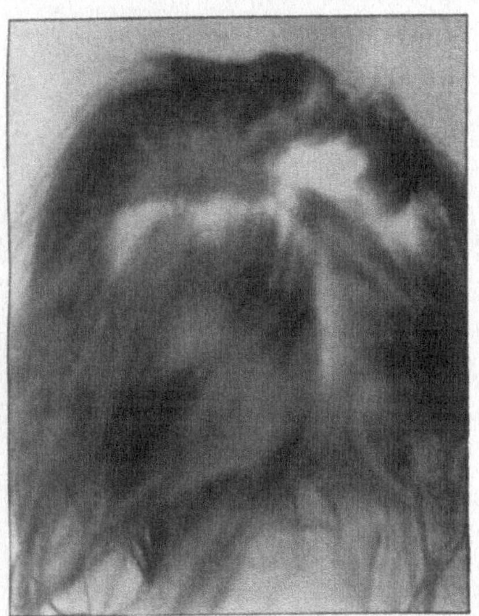

Abb. 70. Mehrere kahle Stellen am Hinterkopf. 16. VI. 11.

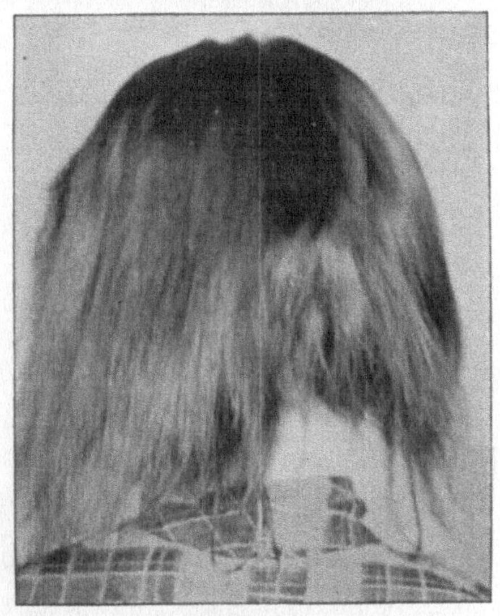

Abb. 71. Dieselbe, kontrolliert am 22. III. 12.

Quarzbestrahlung. Stellt sich am 13. März 1912 wieder vor. Die kahlen Stellen am Kopf wesentlich gebessert, der Scheitel ist vollkommen dicht bewachsen, nur noch an einzelnen Stellen ist der Haarwuchs etwas dünner geblieben. Die Bestrahlung hat viermal stattgefunden (Abb. 69). Die kahlen Stellen im Bart dagegen, die nur ein einziges Mal bestrahlt worden sind, sind noch ungebessert.

Nr. 161. Kind Margarete S., 8 Jahre. Alopecia areata. Talergroße kahle Stellen am Hinterkopf (Abb. 70). 16. Juni 1911 Quarzbestrahlung. 22. März 1912 kahle Stellen vollkommen mit neuen Haaren gleicher Färbung bewachsen. Kleines Rezidiv am Scheitel, welches auf einmalige Bestrahlung heilt (Abbildung 71). Kontrolliert am 6. Februar 1913 (siehe Abb. 72).

Nr. 162. Frau M. S., 30 Jahre. Diffuse Alopecie. Seit 14 Tagen starker Haar-

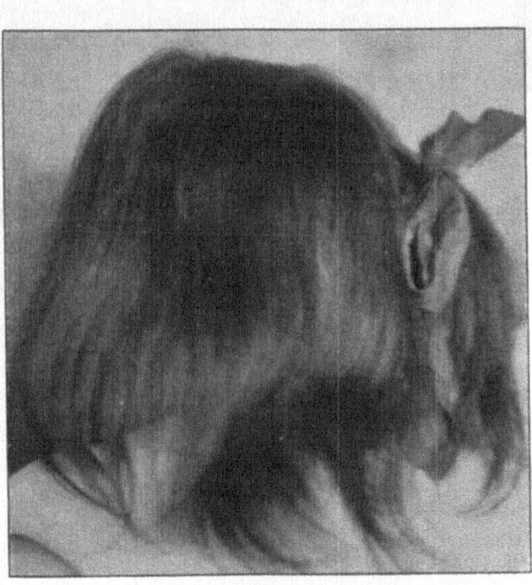

Abb. 72. Dieselbe, kontrolliert am 6. II. 13.

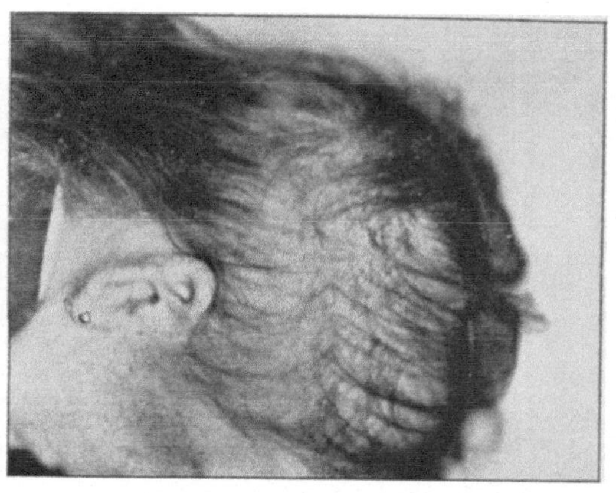
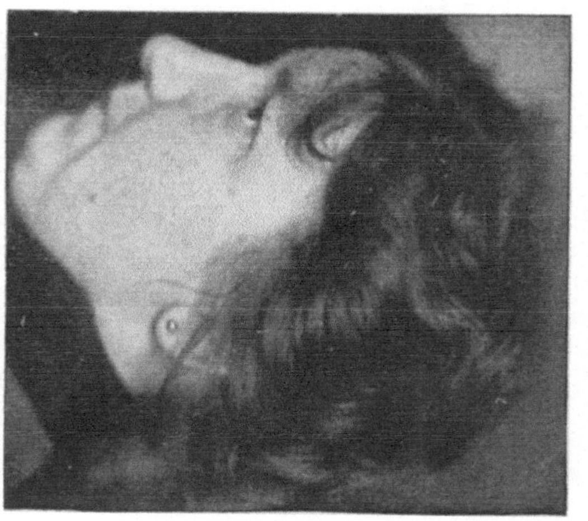
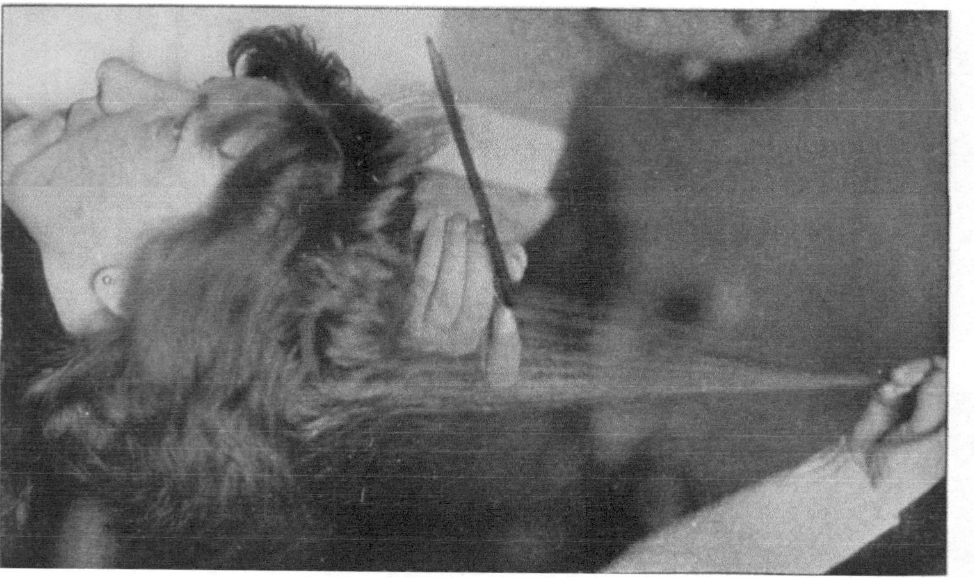

Abb. 73. Fast totaler diffuser Haarausfall. 22. V. 12.

Abb. 74. Dieselbe. 8 Monate nach einmaliger Quarzbestrahlung des Kopfes. Der Nachwuchs begann bereits 10 Tage nach der Bestrahlung.

Abb. 75. Dieselbe. Alle sichtbaren Haare sind neu gewachsen, außer der einen dünnen, hoch gehaltenen Strähne. Länge der neuen Haare 8—15 cm. Farbe hell-rötlich-blond. 30. I. 13.

ausfall bis zu fast völliger Kahlheit führend (Abb. 73), die auf dem Bilde sichtbaren Haare fielen in den nächsten acht Tagen ebenfalls bis auf eine einzige dünne Strähne aus. Am 20. Mai 1912 einmalige Bestrahlung. Am 30. Januar 1913 stellt sich auf Aufforderung Frau S. wieder vor. Sie war fortgeblieben, weil sie sich für geheilt hielt. Der ganze Kopf ist mit reichlichen dichten Haaren von rötlich blonder Farbe gleichmäßig bewachsen. Die neuen Haare sind etwas weniger brandrot als die alten (eines aufbewahrten Zopfes). Schon 10—14 Tage nach der einzigen Bestrahlung trat überall der Nachwuchs auf. Zurzeit ist die Länge der neuen Haare 8—15 cm (Abb. 74, 75).

Nr. 163. Frl. v. W., 20 Jahre. Diffuse Alopecie. Haare im ganzen sehr kurz geworden. An den Schläfen und an der Stirnhaargrenze ist das Haar fast ganz ausgegangen. März 1912 Quarzbestrahlung. Dreimalige Bestrahlung. Ende 1912 stellt sich Patientin mit ca. 10 cm langen, zahlreichen neuen Haaren, besonders an der Stirn und Schläfengegend, jedoch auch auf dem ganzen Kopf, wieder vor. Geheilt entlassen. Am 7. Februar 1913 sind die neuen Haare, die am ganzen Kopf aus der Frisur als feine Spitzen hervorsehen, 15 cm lang.

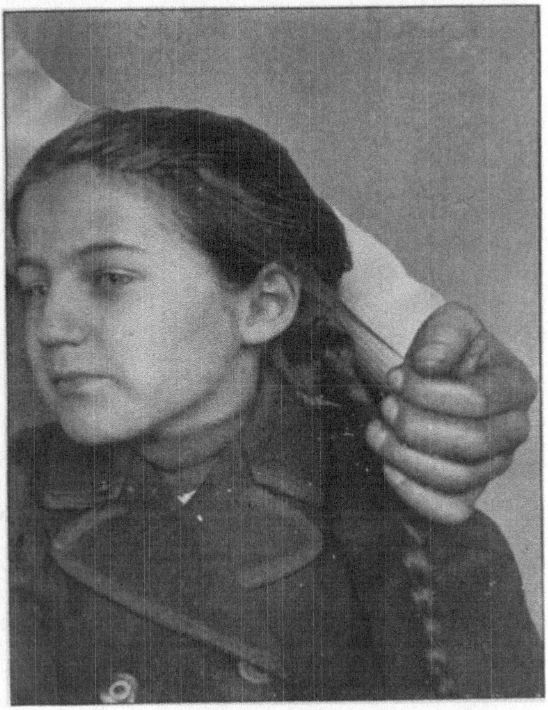

Nr. 164. Herr W., 22 Jahre. Alopecia totalis. Im Alter von drei Jahren beginnender Haarausfall, der bis zum sechsten Jahre total wurde. Seit 1½ Jahren sind auch die Augenbrauen zum größtenTeile ausgefallen.

Abb. 76.
40 cm lange, etwas blonder nachgewachsene Haare, 1½ Jahre nach Quarzbestrahlung eines Alopecieherdes.

Am 23. Juli 1912 Bestrahlung des Kopfes. Am 25. Juli Bestrahlung des Bartes. Danach überall auftretend zahlreiche junge Haare.

Nr. 165. Frau W., 25 Jahre. Alopecia pityrodes. Seit sechs Wochen Haarausfall. Viel Schuppen, Jucken der Kopfhaut. Stellenweise ganz kleine kahle Bezirke. Bestrahlung am 25. September 1911. Haarausfall sistiert, wesentlich gebessert.

Nr. 166. Herr O. Z., 40 Jahre. Alopecia areata.

Nr. 167. Gertrud H., 9 Jahre. Alopecia areata. Im Herbst 1910 mehrere zweimarkstückgroße Herde, Quarzbestrahlung. Am 13. März 1912 stellt sich Patientin vollkommen geheilt vor, jedoch sind die Haare eine Nuance blonder als die übrigen; die nachgewachsenen Haare (siehe Abb. 76) sind bereits 40 cm lang.

4*

Nr. 168. Herr P. K., 29 Jahre. Alopecia areata. Seit vier Wochen mehrere kleine über den ganzen Kopf verteilte Herde. 1. Mai 1910 Quarzbestrahlung. 12. März 1912 stellt er sich vollkommen geheilt wieder vor. Die jungen Haare sind etwas heller.

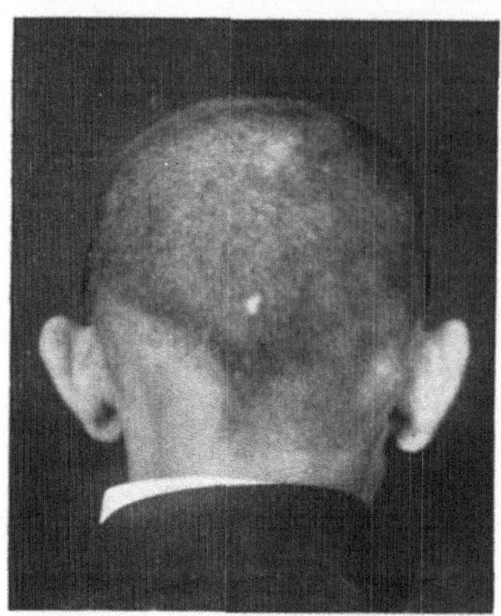

Abb. 77. Großer Alopecieherd nebst mehreren kleinen verstreuten.

Nr. 169. Herr V. D., 27 Jahre. Alopecia areata. Seborrhoisches Ekzem, Furunkulose. Im Anschluß an eine Furunkulose auf dem ganzen Kopf sind seit sechs Monaten multiple kleinere Alopecieherde auf dem ganzen Kopf aufgetreten. Am 20. Dezember 1911 Bestrahlung. Patient stellt sich am 16. Januar 1912 wieder vor. Das Ekzem ist gebessert, die Alopecieherde sind bewachsen; dauernd geheilt.

Nr. 170. Herr W. F., 25 Jahre. Alopecia areata. Seit 2—4 Monaten taler- bis handtellergroße kahle Herde. Trotz sofortiger ärztlicher Behandlung sind sie immer größer geworden (Abb. 77). Einmal mit Quarz bestrahlt. Fortgeblieben. Stellt sich nach Monaten wieder vor. Der größte Teil der Herde ist vollkommen dicht bewachsen. Eine nicht genügend getroffene Stelle ist noch dünn mit 3 cm langen Haaren bewachsen (Abb. 78).

Nr. 171. Frl. M. L., 28 Jahre. Alopecia pityrodes.

Nr. 172. Herr W. F., 35 Jahre. Seit einem Jahre Alopecia areata.

Nr. 173. Herr F. S., 25 Jahre. Diffuse Alopecie. Zweimal bestrahlt. Reichlicher Nachwuchs, geheilt entlassen.

Nr. 174. Herr Sch., 25 Jahre. Diffuse Alopecie. Viel Schinnen, seit zwei Jahren Haarausfall. Bisher erfolglos behandelt. Seit dem 3. Febr. 1912 dreimal bestrahlt. Stellt sich am 27. Januar 1913 mit reichlichem Haarwuchs geheilt wieder vor.

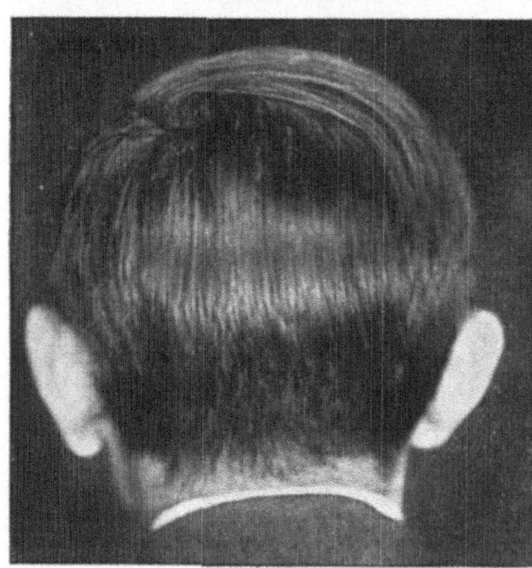

Abb. 78. Derselbe, mit fast völliger Regeneration nach einmaliger Bestrahlung.

Nr. 175. Frl. I. K., 13 Jahre. Seit frühester Kindheit allgemeines seborrhoisches Ekzem, großenteils nässend, krustös, der gesamte Körper über und über bedeckt. Besonders stark ist der Kopf ergriffen, Haare sind vollständig ausgefallen, Augenbrauen und Wimpern defekt (Abb. 79). Der gesamte Körper, sowie besonders die Alopecie wird energischer Quarzbehandlung unterworfen seit dem 1. März 1908. Es setzt sehr bald eine Regeneration der Haare ein, so daß schon nach einem Jahre ein deutlicher

Tituskopf vorhanden ist. Unter häufigen Rezidiven des nässenden Ekzems (auch auf dem Kopf) wird durch mehrfache Quarzbestrahlungen der Haarwuchs wesentlich gefördert. Seit drei Jahren treten nur noch leichte, in wenigen Wochen zu beseitigende Ekzemschübe auf (Abb. 80). Die Patientin, welche lange Zeit kahl war, weist jetzt ein außergewöhnlich üppiges und langes, schön gewelltes Haar auf, dessen Länge zurzeit ca. 1 m beträgt (siehe Abb. 81).

Nr. 176. Frl. W., 25 Jahre. Diffuse seborrhoische Alopecie seit zwei Jahren. Haare werden immer dünner und kürzer. Schläfen stark gelichtet. Viel Schuppen. März 1912 Quarzbestrahlung. Nach einer einzigen Bestrahlung ist die Schuppenbildung dauernd geschwunden. Die vorhandenen Haare sind wesentlich länger geworden. Zahlreiche neue kurze Haare sind gewachsen.

Nr. 177. Frau S., 41 Jahre. Diffuse seborrhoische Alopecie. Im Februar bis Juni 1908 sieben Bestrahlungen. Seborrhöe geschwunden, Haare länger und dichter.

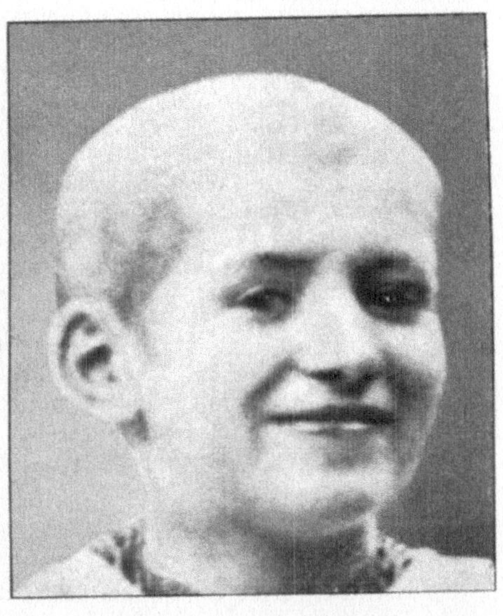

Abb. 79. Totaler Haarausfall bei einem jungen Mädchen. Quarzbestrahlung seit dem 1. III. 08.

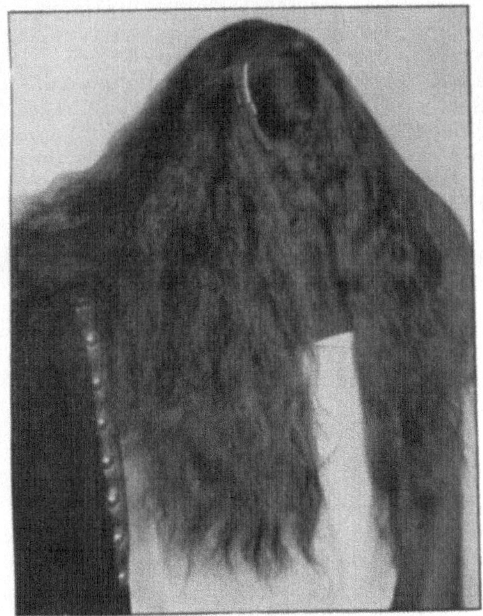

Abb. 80.
Dieselbe am 23. III. 12.

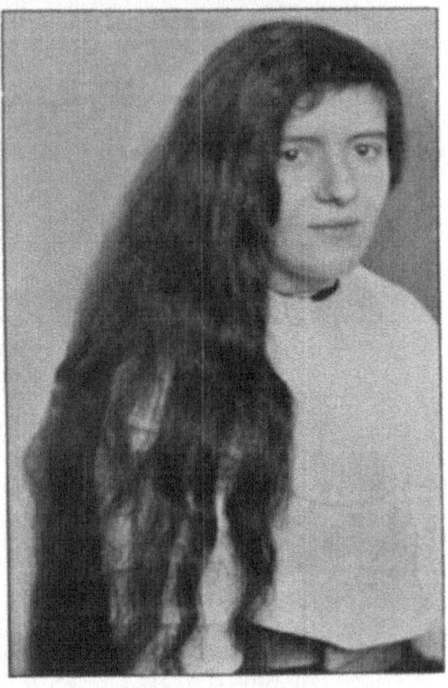

Abb. 81. Dieselbe am 20. IX. 12.
Haarlänge ca. 1 m.

Nr. 178. Frl. E. M., 42 Jahre. Diffuse Alopecie. Einmalige Quarzbestrahlung 1910. Bericht im Januar 1913: Haare einige Monate nach der Behandlung nicht mehr ausgefallen. Jucken nur noch sehr selten; Haare im ganzen länger geworden.

Nr. 179. Fr. M., 37 Jahre. Diffuse Alopecie. Häufig Kopfschmerzen. Haar ist allmählich immer kürzer geworden und reicht kaum bis über die Schulter. Im Jahre 1911 und 1912 im ganzen dreimal bestrahlt. Haare wesentlich dichter geworden, reichen bis zur Taille. Die kurzen Stirn- und Schläfenhaare können wieder eingeflochten werden.

Nr. 180. Herr P. G., 28 Jahre. Alopecia pityrodes. Haarausfall seit acht Jahren, besonders am Scheitel und in den Ecken der Stirn. 9. Januar 1910 einmal bestrahlt. 30. Januar 1911 stellt er sich geheilt vor.

Nr. 181. Frau L., 34 Jahre. Diffuse Alopecie. Haare dünn und kurz geworden. Mäßige Schuppenbildung. Zweimalige Bestrahlung Juni 1912. Januar 1913 Haare um 15 cm länger geworden. Zahlreiche kurze Haare nachgewachsen.

Nr. 182. Herr W. M., 21 Jahre. Seborrhoische Alopecie.

Nr. 183. Knabe M., 9 Jahre. Alopecia areata.

Nr. 184. Herr W. E., 42 Jahre. Seborrhoische Alopecie. Seit ca. zehn Jahren Kribbeln der Kopfhaut und allmähliches Kahlwerden des Scheitels. Bisher erfolglos behandelt. Quarzbehandlung am 3. September 1912. Kribbeln und Hautjucken verschwunden. Zwei Bestrahlungen am 30. September. Januar 1913 stellt er sich geheilt vor. Deutlicher Nachwuchs am Scheitel.

Nr. 185. Herr W. K., 26 Jahre. Alopecia areata.

Nr. 186. Herr F. W., 18 Jahre. Alopecia areata.

Nr. 187. Herr C. B., 30 Jahre. Alopecia areata.

Nr. 188. Frl. M. G., 32 Jahre. Diffuse Alopecie. Seit einem Jahre starker Haarausfall. Eine ca. linsengroße Stelle am Scheitel ist ganz kahl und leicht deprimiert. Längste Haare 50 cm. Am 21. Oktober 1912 Quarzbestrahlung. Am 8. November Haarausfall geringer; längste Haare im Rücken 62 cm, an der Schläfe 30 cm. Deutliche Besserung.

Nr. 189. Herr M. I., 34 Jahre. Alopecia areata.

Nr. 190. Kind H. R., 13 Jahre. Ekzem der Kopfhaut, Haarausfall.

Nr. 191. Frl. M. G., 18 Jahre. Diffuse Alopecia seborrh. Starker Haarausfall, besonders an den Schläfen und an der Stirngrenze. Haare früher stärker und wesentlich länger gewesen, reichen jetzt eben über die Schulter. Starke Schuppenbildung. Quarzbestrahlung am 19. November 1912. Patientin stellt sich am 3. Februar 1913 wieder vor (Abb. 82). Die Haare an der Stirn und an der Schläfe sind nachgewachsen und können bereits seit 3—4 Wochen mit eingeflochten werden. Die neuen Haare sind 20 cm lang, die älteren, kurz gewesenen 38 cm lang, und die Gesamtlänge des Kopfhaares beträgt bereits 50 cm (Abb. 83). Bemerkenswert ist, daß die neuen Haare eine viel stärkere goldblonde Färbung haben, die deutlich heller ist als die der alten Haare.

Nr. 192. Herr F. F., 40 Jahre. Alopecia areata. Seit drei Monaten fünfmarkstückgroße kahle Stelle am Hinterkopf. Bisher ohne Erfolg mit Salben behandelt. Erste Quarzbestrahlung am 26. November 1912. Am 6. Dezember bereits deutliche feine Haare auf der ganzen Stelle. Am 17. Dezember noch einmal bestrahlt.

Nr. 193. Frau A. B., 27 Jahre. Alopecia totalis.

Nr. 194. Herr M. M., 30 Jahre. Alopecia areata.

Nr. 195. Herr F. M., 25 Jahre. Alopecia luetica. Am 30. Juli 1911 einmal der Kopf ganz durchbestrahlt. Nach vier Wochen Haare vollständig regeneriert.

Nr. 196. Herr H., 23 Jahre. Seit etwa ½ Jahr Schuppenbildung und Haarausfall, besonders in den Stirnecken und auf dem Vorderscheitel (Abb. 84). Bestrahlung am 20. Dezember 1912. Am 28. Januar 1913 sieht man bereits auf den kahlen Stirnecken deutlichen schwarzen Nachwuchs von 8 mm Länge (Abb. 85).

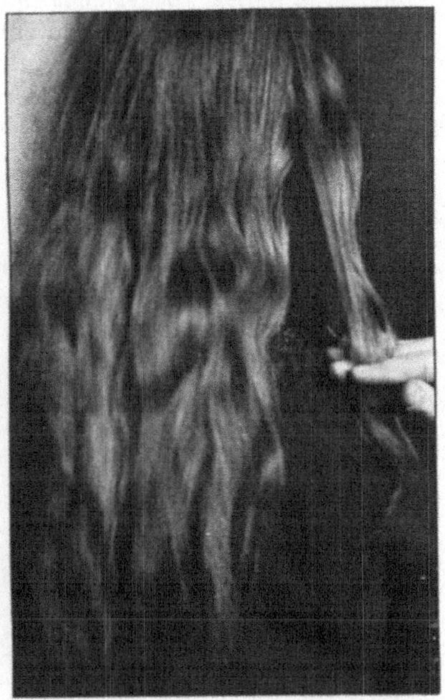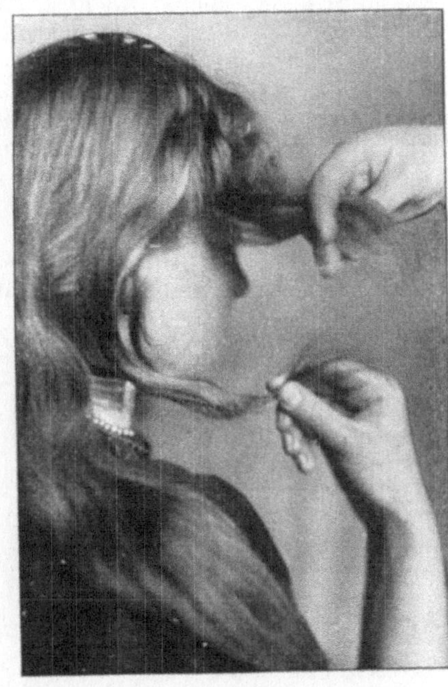

Abb. 82 und 83. Starker diffuser Haarausfall, besonders an den Schläfen.
Die Abbildungen zeigen die nachgewachsenen Haare.

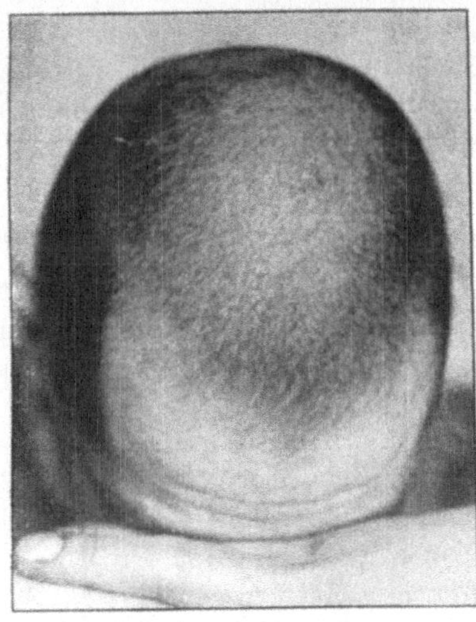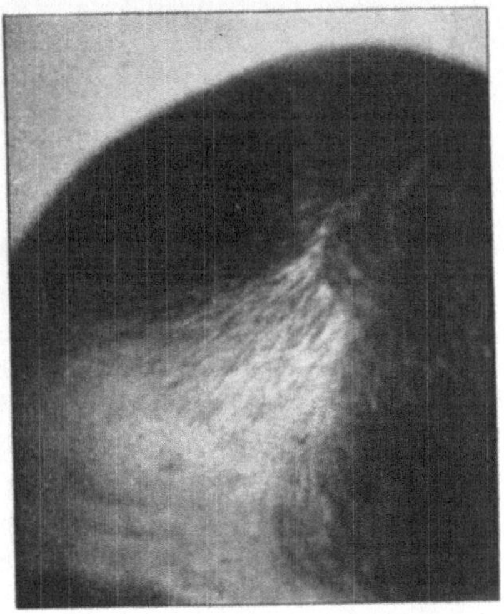

Abb. 84. Starker Haarausfall in den
Stirnecken und auf dem Vorderscheitel.
Einmalige Bestrahlung.

Abb. 85.
Derselbe. Deutlicher Nachwuchs.
5 Wochen später.

Nr. 197. Frl. R., 20 Jahre.   Diffuse Seborrhöe.

Nr. 198. Herr K., 41 Jahre.   Totale Alopecie bei schwerer pruriginöser Dermatitis des ganzen Körpers (Abb. 86).   Einmalige Bestrahlung des Kopfes im März 1912.   Haare überall reichlich nachgewachsen.   Regeneration begann bereits 2 Wochen nach der Bestrahlung (Abb. 87).

Nr. 199. Frl. E. K., 23 Jahre.   Diffuse Alopecia seborrhoica.   Haar sehr fettig und allmählich kurz und spärlich geworden.   Reicht kaum bis zur Schulter.   Einmalige Bestrahlung Juli 1912.   Seborrhöe geschwunden, Haare länger und dichter.

Nr. 200. Frau P., 36 Jahre.   Diffuse Alopecie.

Von den in der vorstehenden Statistik berücksichtigten 157 Fällen sind geheilt 129, gebessert 17, ungebessert 11. (Die nicht genügend

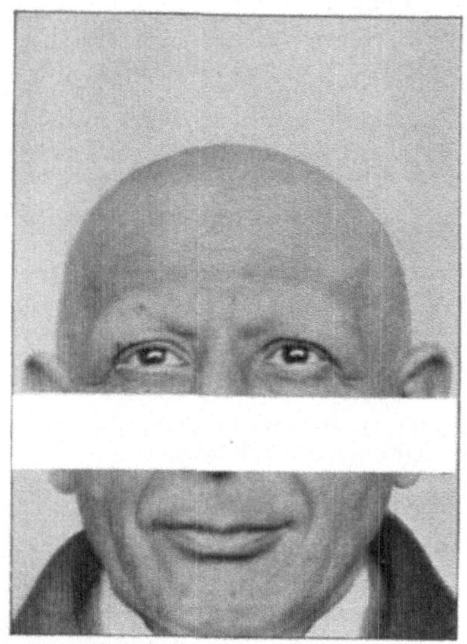

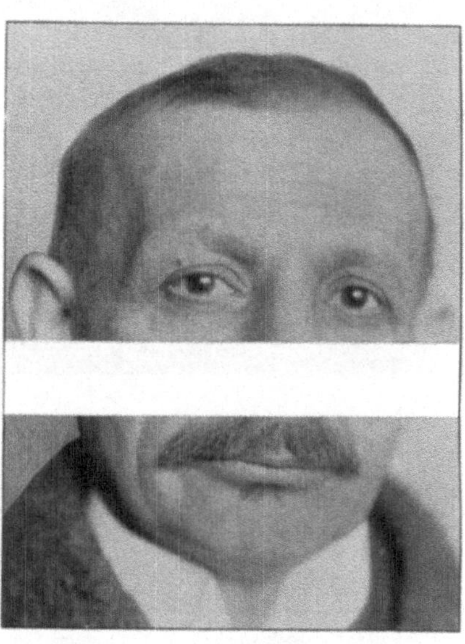

Abb. 86. Kompletter Haarausfall bei   Abb. 87. Derselbe. Regeneration nach
universeller Dermatitis.   einmaliger Bestrahlung.

kontrollierten oder nicht wiedergekommenen Fälle sind, wie erwähnt, nicht mitberücksichtigt.)   Betrachtet man also sämtliche in den Krankengeschichten vertretenen Formen des Haarausfalls zusammen, so sind von 157 Fällen 82,2% geheilt, 10,8% gebessert, 7% unbeeinflußt geblieben.   Berücksichtigen wir hierbei noch, daß von den gebesserten oder ungeheilten Fällen die nachstehenden Nr. 4, 13, 26, 32, 55, 67, 86, 103, 124, 146, 160, sicherlich nicht genügend lange sich der Behandlung unterworfen haben, so würde sich der Prozentsatz bei intensiverer Behandlung vielleicht noch günstiger gestalten.

Ziehen wir nun aus den vorstehenden 157 Fällen die Fälle von Alopecia areata einerseits und von diffusem resp. seborrhoischem, resp. prämaturem Ausfall andererseits heraus, so haben wir unter

104 Fällen von Alopecia areata 80 Fälle vollkommener Heilung, 16 gebesserte, 8 ungebesserte.

Von den seborrhoischen Alopecien haben wir 53 Fälle beobachtet, welche **sämtlich,** und zwar zumeist durch eine einmalige Bestrahlung, geheilt worden sind, wobei wir als Kriterium der Heilung

1. Aufhören der subjektiven Beschwerden (Kribbeln, Jucken, Schmerzen),
2. Verschwinden der Schuppen,
3. Regeneration ausgefallener Haare,
4. vermehrtes Längenwachstum der alten Haare oder der Gesamtbehaarung

bezeichnen.

Betrachten wir die vorstehenden kurzen Krankheitsberichte, so fällt zunächst auf, daß bei den verschiedenen Formen des Haarausfalles das **männliche** Geschlecht erheblich häufiger befallen wird als das weibliche. Die Zahl der Männer beträgt 64% unserer 200 Fälle, die der Frauen nur 36%, so daß Männer fast doppelt so häufig befallen zu werden pflegen wie Frauen. Das gleiche Verhältnis findet sich auch, wenn man nur Kinder unter 15 Jahren berücksichtigt. Unsere Statistik verfügt über 21 derartige Fälle, von denen 14 auf Knaben, 7 auf Mädchen entfallen.

Bezüglich des **Lebensalters** beobachteten wir die meisten Fälle im 3. und 4. Dezennium.

Von den insgesamt gesehenen 200 Fällen waren 21 mit totalem Haarausfall behaftet. Hierbei haben wir als total den Haarausfall auch dann bezeichnet, wenn noch einige spärliche Haarinseln oder einzelne Haare in geringer Zahl vorhanden waren. Unter diesen 21 Fällen ist ein einziger Fall von totaler **Aplasie,** d. h. bei dem niemals eine Behaarung im extrauterinen Leben beobachtet wurde. Alle anderen Fälle haben in den ersten Lebensjahren oder später mehr oder weniger komplettes Haarwachstum gezeigt, sind also unbedingt nicht aplastisch gewesen. Auf eine Gruppierung dieser Fälle unter areata oder pityrodes oder eine andere Form der Alopecie haben wir verzichtet, da die Entstehungsgeschichte nicht überall klar genug ist, um eine exakte Diagnose in allen Fällen zu begründen.

Wir sind gewöhnt, die Prognose der totalen Alopecie im allgemeinen als ungünstig zu betrachten. Sehen wir unsere Fälle auf den therapeutischen Erfolg hin an, so können wir uns diesem Urteil nicht anschließen. Von den 22 totalen Alopecien sind nur 6 ungeheilt geblieben.

Von diesen 6 ungeheilten Fällen ist Fall Nr. 75 nur dreimal bestrahlt worden und hat sich dann der Behandlung entzogen.

Fall 80 ist luetisch, einmal bestrahlt, dann aus der Beobachtung fortgeblieben (erscheint nicht unter den 157 Fällen).

Fall Nr. 84 ist sechsmal bestrahlt worden und ist dann fortgeblieben.

Fall Nr. 129 (erscheint nicht unter den 157 Fällen).

Fall Nr. 132 ist einmal bestrahlt worden.

Fall Nr. 95 ist der einzige Fall, der 1½ Jahre lang intensiv behandelt worden ist, d. h. 15mal durchbestrahlt wurde, wonach nur eine Anzahl zerstreuter Haarinseln kräftig zu wachsen begann. Diesen geringen Erfolg habe ich in der Statistik als negativ bezeichnet. Die betreffende Patientin hat nunmehr die Quarzbehandlung wiederum aufgenommen, und die Prognose ist auch in diesem Falle nicht absolut ungünstig zu stellen.

Von den übrigen Fällen sind sechs vollkommen geheilt, zum Teil auf wenige Bestrahlungen hin, und zwar zeigt sich bereits nach der ersten Bestrahlung gleichmäßiger Nachwuchs bei Fall Nr. 2, Fall Nr. 162, Fall Nr. 164 und Fall Nr. 198.

Zwei andere Fälle mußten mehrmals bestrahlt werden, bis der komplette Erfolg eintrat.

8 Fälle sind als gebessert bezeichnet worden, wenngleich Fall Nr. 4, Fall Nr. 13, Fall Nr. 32, Fall Nr. 67 und Fall Nr. 124 praktisch als geheilt zu betrachten sind, da eine reichliche Regeneration eingetreten ist und nur einzelne Stellen kahl geblieben sind. Auch Fall Nr. 151 bietet eine gute Prognose, da lediglich die große Ausdehnung des Leidens eine genügende Durchbestrahlung bis jetzt verhinderte, und die bestrahlten Stellen ziemlich gleichmäßig mit Nachwuchs reagieren.

Fall Nr. 86 hatte sich gebessert, war dann längere Zeit aus der Behandlung fortgeblieben und nimmt nunmehr die Behandlung wieder auf.

Fall Nr. 26 ist nur zweimal bestrahlt worden, hat einen teilweisen Erfolg gezeitigt und ist dann aus der Behandlung fortgeblieben.

Ein weiterer Fall (193) ist erst ein einziges Mal bestrahlt worden und zeigt bereits teilweise Lanugobehaarung. Wir haben ihn wegen zu kurzer Beobachtungszeit unter den 157 Fällen nicht mit aufgeführt.

Der letzte Fall Nr. 112 hat sich nur untersuchen lassen und ist überhaupt nicht behandelt worden; er erscheint ebenfalls nicht in der Zahl der 157 Fälle.

Wir können somit die Prognose der Alopecia totalis nach unseren 18 Fällen[1]) dahin beurteilen, daß ein kompletter Mißerfolg der Therapie in keinem einzigen Falle mit Sicherheit erwiesen ist. Denn die komplett negativen Fälle sind nur ein- resp. dreimal und sechsmal bestrahlt worden. In allen anderen Fällen ist zumindest teilweiser Erfolg eingetreten, d. h. es sind eine Anzahl Haarinseln mit kräftigen Haaren bewachsen worden. Von den gebesserten Fällen kann man nicht mit Sicherheit behaupten, daß bei ihnen eine Heilung ausgeschlossen erscheint. Denn sie haben sich alle der Weiterbehandlung

---

[1]) Da die Fälle Nr. 80, 129, 193 und 112 aus der Statistik ausscheiden, haben wir es nur mit 18 Fällen totaler Alopecie (davon 4 negativen) zu tun.

entzogen oder stehen noch in Behandlung. Von den 18 totalen Alopecien sind demnach 6 komplett geheilt, 5 bis auf minimale Reste gebessert, 3 weitere in der Besserung befindlich und 4 ungeheilt, jedoch bis auf einen (Aplasie) nicht gänzlich unbeeinflußt.

Wenn wir die 16 gebesserten Fälle im einzelnen betrachten, so können wir folgendes ersehen:

Fall Nr. 4 zeigt schon nach einmaliger Bestrahlung gute Regeneration und bleibt dann aus der Behandlung fort. Es ist mit großer Wahrscheinlichkeit anzunehmen, daß hier eine weitere Besserung eingetreten wäre.

Fall Nr. 13 ist eine totale Alopecie, die praktisch bis auf kleine kahle Stellen geheilt wurde, und die sich dann der Weiterbehandlung entzog (siehe Abbildung).

Fall Nr. 26 ist ebenfalls ein Fall totaler Alopecie, der zwar auf zwei Bestrahlungen eine teilweise Regeneration zeigte, dann aber aus der Behandlung fortblieb.

Fall Nr. 32 ist gleichfalls vollkommen alopecisch gewesen, wurde vollkommen geheilt. Nach ½ Jahr kam er mit unbedeutenden Rezidiven wieder, wurde bestrahlt und blieb dann fort.

Fall Nr. 55 ist nach fünf Bestrahlungen bis auf zwei minimale Reste am Bart geheilt und hat sich der Weiterbehandlung entzogen.

Fall Nr. 67 ist eine totale Alopecie und bis auf einen kahlen Fleck rechts vollständig geheilt.

Fall Nr. 86 ist ebenfalls eine totale Alopecie, die zehnmal bestrahlt wurde, mit teilweisem Erfolg, und hat sich jetzt zur Weiterbehandlung wieder eingefunden.

Fall Nr. 103 ist nur einmal bestrahlt worden mit kompletter Heilung. Nach ½ Jahr trat ein ausgedehntes Rezidiv plötzlich auf, und Patient blieb nach einmaliger Bestrahlung aus der Behandlung fort.

Fall Nr. 115 ist sechsmal bestrahlt worden mit teilweisem Erfolg und hat dann die Behandlung abgebrochen.

Fall Nr. 124 ist ein Fall von totaler Alopecie, der vollkommen geheilt wurde. Indessen stellte er sich kürzlich mit einem kleinen Rezidiv wieder vor, entzog sich aber der Weiterbehandlung.

Fall Nr. 130 ist eine sehr ausgebreitete Alopecie, die noch in Behandlung steht, sich dauernd bessert und eine gute Prognose bietet.

Fall Nr. 146 hat eine zerstreute Alopecie, die bis auf einen einzigen Herd im Nacken abgeheilt ist. Er entzog sich nach sechs Monaten der Weiterbehandlung.

Fall Nr. 151 ist der sehr ausgebreitete Fall von Alopecia totalis, der wegen seiner Ausdehnung noch nicht überall genügend bestrahlt worden ist. Die meisten bestrahlten Stellen sind gut regeneriert.

Fall Nr. 159 ist ungenügend behandelt, jedoch prognostisch gut, und hat die Behandlung jetzt wieder aufgenommen.

Fall Nr. 160 ist nur viermal am Kopf bestrahlt und dort vollkommen geheilt. Die Herde im Bart sind erst einmal bestrahlt, und die Prognose in diesem Falle ist gut.

Fall Nr. 170 wurde vor längerer Zeit ein einziges Mal bestrahlt, blieb dann fort und stellte sich kürzlich fast geheilt wieder vor. Die Prognose ist gut.

Wir haben uns jetzt noch mit dem Lupus erythematodes zu befassen. Es ist dies:

Fall Nr. 18, der bis auf die narbig veränderten Partien begrenzt, bewachsen und somit praktisch geheilt ist.

Fall Nr. 21, der quoad Begrenzung gute Erfolge, in bezug auf Haarregeneration auf den Narben keinen Erfolg zeigt.

Fall Nr. 43. Ein Fortschreiten der Erkrankung scheint nicht vorhanden zu sein, eine Haarregeneration auf den Narbenpartien ist nicht eingetreten.

Fall Nr. 51 ist stationär geblieben. Eine teilweise Haarregeneration auf den erkrankt gewesenen Partien hat stattgefunden. Die narbigen Stellen sind kahl geblieben. Die Art der Haarregeneration ist in diesem Falle für Lupus erythematodes charakteristisch, insofern zwischen den Herden einzelne lange Haare gewachsen sind.

Fall Nr. 61. Kein Erfolg in bezug auf Haarregeneration.

Kehren wir nunmehr zu unseren 104 Areatafällen zurück, und ziehen wir die 4 eben erwähnten **totalen** Alopeciefälle, die wir als ungeheilt bezeichnet haben, ab, so bleiben **nur 4 ungeheilte Fälle übrig,** nämlich Fall Nr. 7, 29, 134, 152.

Die Fälle von Lues-, Röntgen- und sonstigen Alopecien brauchen wir nicht einer eingehenden Betrachtung zu unterwerfen. Im allgemeinen ist die Prognose bei der akuten erstmaligen Röntgenalopecie, falls sie ohne erhebliche Dermatitis einherging, gut, und bei der Lues, soweit keine narbigen Hautzerstörungen auftreten, ebenfalls. Wir können aus den wenigen berücksichtigten Fällen schließen, daß durch die Lichtbehandlung der Verlauf dieser an sich prognostisch guten Alopecie beschleunigt wird.

Überblicken wir noch einmal den Gesamtverlauf der von uns beobachteten Fälle, so müssen wir noch eine Anzahl Punkte an Hand derselben kurz besprechen, und da fällt uns vor allem die Schwierigkeit einer Prognose auf, zwar nicht bezüglich des Erfolges der Lichttherapie; denn die Wirksamkeit dieser Behandlungsmethode dürfte wohl nach der Lektüre der Krankengeschichten fraglos sein, wohl aber bezüglich der Frage der Spontanheilung. Dieser Punkt scheint uns deshalb von besonderer Wichtigkeit, weil die Spontanheilung als Argument gegen die Wirksamkeit jeder Therapie angeführt wurde. Dieser Einwand hatte in der Tat so lange eine Berechtigung, als wir nicht über eine

Therapie verfügten, die, wenn auch nur mit einiger Sicherheit, Erfolge zu zeitigen imstande war. Die Langwierigkeit der früheren Behandlungsmethoden einerseits und die zweifellose Möglichkeit der spontanen Heilung in einer Anzahl von Fällen andererseits, ließ in der Tat die Beurteilung der Wirksamkeit therapeutischer Maßnahmen außerordentlich schwierig erscheinen. Die Lichttherapie jedoch, bei der die Haarregeneration in der erdrückenden Mehrzahl der Fälle in unmittelbarem Anschluß (10 bis 20 Tage nach der Bestrahlung) einsetzte, bei der in einer Anzahl von Fällen nur die bestrahlten Stellen abheilten, während die unbestrahlten kahl blieben, erfordert es, daß wir die Frage der Spontanheilung ein wenig schärfer ins Auge fassen.

Man pflegt die Fälle totalen Haarausfalls nach fieberhaften Erkrankungen als prognostisch günstig aufzufassen. Dagegen spricht z. B. Fall Nr. 95; nach gastrischem Fieber im dritten Lebensjahr stellt sich kompletter Haarausfall ein, der trotz intensiver Behandlung, abgesehen von einer vorübergehenden spontanen Besserung im 17. Lebensjahr, bis zum 24. Lebensjahr total blieb. Auch trotz intensiver Lichtbehandlung trat nur eine sehr geringe Besserung ein.

Betrachten wir ferner Fall Nr. 88:

Ein fünfjähriger Knabe erkrankt nach Typhus an ziemlich plötzlich einsetzender totaler Alopecie. Ärztliche Behandlung mit Salben ein ganzes Jahr hindurch ist vollkommen erfolglos. Quarzbestrahlung führt zu schneller Heilung.

Eine weitere prognostisch wichtige Frage ist die nach der Dauer des Bestehens der Erkrankung. Es ist a priori am wahrscheinlichsten und wird auch von den Autoren angenommen, daß, je frühzeitiger die Patienten in Behandlung kommen, und mithin, je kürzere Zeit der Haarausfall zumeist bestanden hat, die Prognose um so günstiger ist. Daß auch ältere Fälle eine gute Prognose geben können, beweist eine Anzahl der obenstehenden Krankengeschichten:

Fall Nr. 2 z. B. war 1¼ Jahr lang bereits an Alopecie erkrankt, ehe die Lichtbehandlung einsetzte.

Fall Nr. 10: Seit 1¾ Jahren bestand diffuser Haarausfall. Heilung nach der zweiten Bestrahlung.

Fall Nr. 11: Seit drei Jahren diffuser Haarausfall, so daß Patientin kaum das künstliche Haar befestigen kann. Heilung in drei Monaten.

Fall Nr. 12: Seit sechs Monaten Alopecie. Heilung durch drei Bestrahlungen.

Fall Nr. 13: Seit zwei Jahren totale Alopecie. Haarregeneration bereits nach zweimaliger Bestrahlung.

Fall Nr. 24: Seit mehreren Jahren Haarausfall (familiäre Disposition). Heilung nach Lichtbehandlung im Laufe eines Jahres.

Fall Nr. 27: Seit fünf Jahren Alopecie; Heilung in zwei Monaten.

Fall Nr. 29: Seit drei Jahren Alopecie; Heilung in zehn Monaten.

Fall Nr. 31: Seit drei Monaten Alopecie; Heilung in fünf Wochen.

Fall Nr. 32: Seit zehn Jahren fast totale Alopecie; in zwei Monaten vollkommene Regeneration.

Fall Nr. 35: Seit 1½ Jahren Alopecie; einmalige Durchbestrahlung, Heilung.

Fall Nr. 54: Seit 1¼ Jahren Alopecie; Heilung mit fünf Bestrahlungen.

Fall Nr. 67: Haarausfall seit zwölf Jahren; fast total. Vier Bestrahlungen, Heilung.

Fall Nr. 110: Seit einem Jahre Haarausfall; einmalige Bestrahlung, überall deutlicher Nachwuchs.

Fall Nr. 116: Seit einem Jahre Haarausfall; Nachwuchs schon nach der ersten Bestrahlung.

Fall Nr. 117: Seit vier Jahren Alopecie; fünf Wochen nach der ersten Bestrahlung Haar bereits nachgewachsen.

Fall Nr. 118: Seit Jahren Seborrhöe, seit einem Jahre Alopecie; einmalige Quarzbestrahlung, geheilt usw.

Bezüglich der Alopecia pityrodes stimmen die meisten sogar darin überein, daß nur dann auf einen therapeutischen Erfolg zu hoffen sei, wenn die Behandlung einsetzt, solange etwa nur eine Seborrhöe besteht; sei jedoch bereits ein Haarausfall eingetreten, so wäre höchstens ein Stillstand der Erkrankung zu erhoffen. Diesem trostlosen Standpunkt ist glücklicherweise durch die Quarzbehandlung der Alopecien die Begründung entzogen.

Es läßt sich diesen Fällen noch eine ganze Reihe anderer aus den obigen Krankengeschichten anfügen, aus denen der unmittelbare Einfluß der Quarzbestrahlung auf eine mehr oder weniger lange Zeit bestehende Alopecie oder Seborrhöe klar zu ersehen ist. Es geht daraus hervor, daß es für den Erfolg der Quarzbestrahlung gleichgültig ist, ob die Alopecie kürzere oder längere Zeit bestanden hat, und daß höchstens die größere Ausbreitung nach längerer Zeit eine längere Dauer, d. h. eine größere Zahl von Sitzungen, nötig macht.

Wenn somit die Dauer des Bestehens der Erkrankung für die Prognose und die Heilungsdauer nicht maßgebend ist, so könnte doch das Lebensalter der Patienten eine Rolle spielen. Betrachten wir unsere Fälle einmal unter diesem Gesichtspunkt, so sehen wir, daß von den im 5., 6. und 7. Dezennium erkrankten Patienten nur Fall Nr. 7 (43 Jahre alt), ungebessert blieb. Von den 30 anderen Patienten dieser Altersstufen sind vier deutlich gebessert, alle anderen geheilt worden. Hierbei ist es interessant, daß z. B. im Fall Nr. 37, wo ein 64 Jahre alter Mann bestrahlt wurde, die Haare zunächst weiß nachwuchsen und trotz seines Alters nach drei Monaten dunkle Färbung annahmen (siehe Photographie). Wir haben diese Beobachtung mehrfach gemacht, daß zunächst weiß nachwachsende Haare sich teils mit, teils ohne weitere Bestrahlung später pigmentierten, gleichgültig in welchem Alter die Patienten standen.

Gibt uns das Alter der Patienten und die Dauer des Bestehens der Affektion keinen Anhalt für die Prognose, so müssen wir auch bezüglich der Ausdehnung der Affektion uns einer sicheren Voraussage der Heilungsdauer enthalten. Wir haben totale Alopecie (Fall Nr. 199) nach einmaliger Bestrahlung sich regenerieren sehen und andererseits ganz kleine isolierte Herde (Fall Nr. 29 z. B.) nach 14facher Bestrahlung in zehn Monaten bei einem 19jährigen jungen Manne ungeheilt bleiben sehen.

Wir befinden uns den verschiedenen Formen des Haarausfalls gegenüber durch die Einführung der physikalischen Behandlungsmethode in ähnlicher Lage wie auf vielen anderen Gebieten der Medizin. Wir sind mit der wissenschaftlichen Differenzierung bezüglich der Diagnose und der Ätiologie um keinen Schritt vorwärts gekommen, und doch ist die bislang zweifelhafte, ja, oft ungünstige Prognose mit einem Schlage in eine fast durchweg gute umgewandelt worden. Die Durchsicht der vorliegenden Krankengeschichten berechtigt uns, mit höchstens $5\frac{1}{2}\%$ kompletter Mißerfolge, soweit nicht Narbenbildung (Lupus erythematodes) in Frage kommt, zu rechnen. Diesen $5\frac{1}{2}\%$ Mißerfolgen stehen über 84% kompletter Heilungen gegenüber. Daß diese Zahl kompletter Heilungen sich noch wesentlich vergrößern würde, wenn wir über alle Patienten hätten Bericht erhalten können, und wenn eine Anzahl von ihnen sich nicht zu früh der Behandlung entzogen hätte, wird man selbst bei strenger Kritik der mitgeteilten Fälle zugeben müssen.

Zieht man nicht nur die Haarregeneration in Betracht, sondern auch die Seborrhöe, so dürfen wir wohl anerkennen, daß auch der Status seborrhoicus in durchweg günstiger Weise durch die Lichtbestrahlung beeinflußt wird. Wir haben eine Reihe von Fällen reiner Seborrhöe, ohne daß über Haarausfall geklagt wurde, der Lichtbehandlung unterworfen (diese Fälle sind in der obigen Statistik und unter den 200 Krankengeschichten nicht berücksichtigt) und haben stets nach einer oder höchstens zwei leichten Bestrahlungen dauerndes Aufhören der Seborrhöe gesehen.

Sehr interessant sind die Farbenveränderungen, welche die ultraviolette Bestrahlung an den Haaren bewirkt. Während wir in der organischen und anorganischen Chemie im allgemeinen ein Bleichen der Farbe unter dem Einfluß des Lichts beobachten, sehen wir bei der Bestrahlung am lebenden Organismus entsprechend der Wirkung auf das Hautpigment auch das Auftreten einer Pigmentierung in pigmentlosen weißen Haaren. Andererseits ist aber auch eine gewisse bleichende Wirkung des Lichtes in manchen Fällen zu konstatieren. So beobachtet man bei blonden Haaren fast regelmäßig, daß die infolge der Lichtbestrahlung neu wachsenden Haare eine Spur heller, vielfach aschblonder sind als die übrigen Haare des betreffenden Individuums, falls solche zum Vergleich vorhanden sind; während man umgekehrt bei dunkelhaarigen Individuen neu wachsende Haare meist eine Spur dunkler gefärbt sieht. Bei einem hellbraunen Mann mit fünfmarkstückgroßem Alopecieherd entstand bei der Haarregeneration eine dunkelbraune Randzone, während die Haare des zentralen Bezirkes in der normalen Farbe nachwuchsen. Irgend eine Gesetzmäßigkeit in diesen Beziehungen konnten wir bisher nicht konstatieren.

Bevor wir uns nunmehr zur Technik der Bestrahlung wenden, möchte ich kurz die Apparatur beschreiben, deren ich mich bediene. Die zurzeit zu Beleuchtungszwecken vielfach verwandte Heräus-Lampe benutzt den Quecksilberdampflichtbogen zur Erzeugung eines außerordentlich intensiven und an kurzwelligen Strahlen reichen Lichtes. Dieses wird in einem aus geschmolzenem Quarz hergestellten Gefäß erzeugt. Da Quarz für kurzwelliges, ultraviolettes Licht in sehr weitgehendem Maße durchgängig ist, kommen die gesamten Strahlen des Quecksilberlichtbogens außerhalb des Quarzgefäßes zur Wirkung; die Lampe kann vermöge des hohen Schmelzpunktes des Quarzes mit relativ hohen Stromstärken betrieben werden, so daß eine sehr hohe Lichtintensität erzielt wird. Die Heräus-Lampe eignet sich jedoch in ihrer für Straßenbeleuchtung berechneten Konstruktion nicht für die therapeutische Anwendung. Deshalb konstruierte Kromayer die sogenannte medizinische Quarzlampe. Diese Modifikation konnte jedoch nicht zu einer größeren Verbreitung gelangen, da sie verschiedene Nachteile aufweist. Zunächst ist der Anschaffungspreis der Lampe ein hoher und die Wasserkühlung, die zu dem Betriebe notwendig ist, bedeutet eine sehr erhebliche Komplikation für die Handhabung sowohl als auch für die Stabilität, so daß Reparaturen mit erheblichen Kosten fast zur Regel gehören. Die Eigenschaft der Lampe, nur in einer bestimmten Stellung zu brennen, gestattet vermöge des senkrecht stehenden, kleinen Quarzfensters eine Bestrahlung lediglich nach vorn, so daß es oft schwierig ist, den Patienten mit dem zu bestrahlenden Körperteile in die richtige Stellung zur Lampe zu bringen. Demgegenüber bietet eine Modifikation, wie ich sie angegeben habe und die in der Finsenklinik, sowie später im Finseninstitut seit längerer Zeit im Betrieb ist, gewisse Vorteile.

Die Lampe besteht aus dem Quarzgefäß und einem vernickelten Schutzmantel sowie dem notwendigen Vorschaltwiderstand, an einem Stativ montiert. Der Schutzmantel ist nach unten offen und gestattet infolgedessen die Bestrahlung einer großen Körperfläche eines unter der Lampe gelagerten Menschen. Im Abstand von etwa 50 cm von der Körperoberfläche kann ein erwachsener Mensch vom Halse bis unter die Knie in einer Sitzung ziemlich gleichmäßig bestrahlt werden. Ein seitliches Fenster, welches durch Aufklappen einer beweglichen Blechklappe geöffnet werden kann, gestattet die Bestrahlung eines senkrecht vor der Lampe befindlichen Körperteils. Für Kühlung der Lampe durch Lamellen aus Blech, sowie für Abzug der erhitzten Luft und des Ozons aus dem Mantel ist durch entsprechende Öffnungen gesorgt. Die Lampe brennt ohne Wasserkühlung; die Wärmeentwickelung ist nicht erheblich und ermöglicht eine genügende Annäherung des Körpers. Bei lange dauernder Bestrahlung empfiehlt es sich bei sehr empfindlichen Personen, eventuell durch Betupfen mit nasser Watte den zunächst gelegenen Körperteil gelegentlich zu kühlen. Der Fortfall der Wasserspülung macht die Aufstellung der Lampe von der Nähe einer Wasserleitung unabhängig, und wir können somit große Flächen nach unten sowie nach vorn, eventuell auch gleichzeitig mit der Lampe bestrahlen. Durch den Fortfall der Wasserkühlung ist auch die Lampe viel weniger empfindlich, und so kommt es, daß eine Reparatur, wenn die Lampe nicht gerade mechanisch durch Stoß oder Fall zerstört wird, kaum je in Frage kommt. Ich habe derartige Lampen 3—4 Jahre ohne Reparatur in Betrieb. Die Strahlungsintensität der beiden Lampen ist ungefähr gleich groß, nur mit dem Unterschied, daß die Kromeyersche Lampe ein relativ sehr kleines Bestrahlungsfeld besitzt, welches noch dazu wegen der Konstruktion der Lampe stets nach vorn zu gerichtet ist, während das andere Modell Bestrahlungen nach vorn wie auch nach unten gestattet und die gleichzeitige intensive Belichtung eines wesentlich größeren Feldes erlaubt[1] [2]).

Die Technik der Bestrahlung ist seit der Publikation vom Jahre 1909 (l. c.) wenig modifiziert worden; nur vermeiden wir es jetzt, die erste stattfindende Bestrahlung immer auf 20 Minuten zu bemessen, eine Bestrahlungsdauer, welche — bei größtmöglicher Annäherung — mitunter zu sehr heftigen Reaktionen führt. Der oder die zu bestrahlenden Bezirke werden möglichst senkrecht in 25—30 cm Entfernung dem Quarzlicht exponiert. Bei ausgedehnten Herden, die nicht mit einer einmaligen Exposition vollkommen getroffen werden können, muß eine sorgfältige Abdeckung der Bestrahlungsfelder vorgenommen werden, damit die Randpartien nicht doppelt bestrahlt werden. Die in der Nähe der kahlen Stellen belegenen Hautpartien, welche nicht der Bestrahlung unterworfen werden sollen, müssen ebenfalls auf das sorgfältigste vor der Lichtwirkung geschützt werden, so die Stirn, Schläfen, Ohren, die Haut hinter den Ohren bis zum Beginn der Haarzone, der Nacken etc.

Besonders bei Damen ist zu beachten, daß dünne, zumal helle Blusen oder durchbrochene Kleidungsstücke keinen genügenden Schutz

---

[1]) Joachim, Deutsche med. Wochenschr. 1909. Nr. 19.

[2]) Die Quarzlampengesellschaft in Hanau, welche das gesetzliche Monopol für medizinische Quarzlampen in Deutschland besitzt, lieferte bis vor einem Jahre Lampen dieses Modells. Plötzlich jedoch erschien ohne vorherige Information an mich dasselbe Modell, etwas eleganter ausgestattet, etwas teurer unter der reklamehaften Bezeichnung „Höhensonnenlampe nach Sanitätsrat Dr. Bach", und auf meinen schriftlichen Einspruch gegen diese Bezeichnung sogar als „Höhensonnenlampe nach Sanitätsrat Dr. Bach und Dr. Nagelschmidt". Ich lege Wert darauf, an dieser Stelle zu betonen, daß ich mit dieser Bezeichnung und Anpreisung nichts zu tun habe.

gegen die intensive Strahlung geben. Es ist daher nötig, ein dichtes dunkles Tuch (z. B. aus Samt) oder ein mehrfach zusammengelegtes Handtuch oder eine dicke Wattelage über Schultern, Hals, Brust, Rücken, Oberarme zu decken, da sonst auf der Haut Reaktionen erst rot, später in brauner Farbe auftreten, die genau dem Muster etwa einer bei der Bestrahlung getragenen durchbrochenen Bluse entsprechen. Diese Zeichnungen bleiben mitunter monatelang erkennbar, und es ist solchen Damen lange unmöglich dekolletiert oder halsfrei zu gehen. Ein solches Versehen ist ein Kunstfehler und kann mit Sicherheit vermieden werden. Bestrahlt man die Stirnhaargrenze von vorn, so müssen die Augen durch eine sehr dunkle Brille (so wie sie für die Finsenbestrahlung üblich ist) bedeckt werden. Auch vor den seitlich zwischen Brille und Auge eindringenden Strahlen muß man durch Pappscheibchen oder durch dunkel gefärbte Watte den Patienten schützen. Die Haut, soweit sie nicht mitbestrahlt werden soll, kann in verschiedener Weise bedeckt werden, z. B. durch schwarze Tusche, durch Zinkpasta, durch reichliche Puderbedeckung. Am meisten hat sich uns jedoch Watteabdeckung bewährt. Zupft man ein größeres Stück einer dicken Wattelage in der Mitte so weit auseinander, daß ein dem Bestrahlungsgebiet entsprechendes Loch entsteht, und sorgt man dafür, daß die innere Watteumrandung dieses Loches durch Dünn- und Herauszupfen einzelner Fasern für Licht teilweise durchgängig gemacht wird, so erzielt man einen allmählichen Übergang zwischen gänzlich unbedeckten, durch die Fasern teilweise geschützten und durch die Wattelage vollkommen bedeckten Oberflächenpartien. Man erreicht hierdurch einen allmählichen Übergang der Vollreaktion zum gänzlich unbestrahlten Gebiet und vermeidet das Auftreten von scharfen Grenzlinien, die besonders nach der Stirn und den Schläfen zu, sodann auch im Nacken und an den Ohrpartien lange Zeit als unschön auffallen. Es bildet sich nämlich nach Ablauf der Lichtreaktion eine deutliche mitunter langanhaltende Pigmentierung, welche besonders auffallend ist, wenn ihre Grenzen sehr scharf abgesetzt sind, während mittels der eben beschriebenen Technik ein allmählicher Übergang in nicht pigmentierte Gebiete erzielt wird. Man muß nur dafür sorgen, daß die erkrankten Partien möglichst einige Millimeter über die Krankheitsgrenze hinaus der vollen Bestrahlung exponiert werden. Bei Alopecieherden in den Augenbrauen und dem Bart ist eine besonders sorgfältige Abdeckung erforderlich, da die nach dem Bestrahlen auftretende Rötung und spätere Pigmentierung sonst in hohem Maße unschön wirkt.

Besonders muß man darauf achten, daß bei der Bestrahlung Zelluloidkämme oder -Nadeln aus dem Haar entfernt werden. Diese Gegenstände könnten leicht, bei längerer Bestrahlung aus großer Nähe, sich entzünden, wenngleich ein solches Vorkommnis bisher nicht bekannt geworden ist.

Bei langen Sitzungen und großer Annäherung kommt es auch einmal vor, daß die Patienten über zu große Hitze klagen. Es empfiehlt

sich dann, die unter der Lampe liegende Kopfstelle mit nasser Watte
von Zeit zu Zeit zu betupfen. Hierdurch wird die Lichtwirkung nicht
beeinträchtigt, und die Patienten halten damit selbst sehr energische
Bestrahlungen gut aus.

Was die Dauer der Bestrahlung betrifft, so gehört zu ihrer
richtigen Bemessung einige Erfahrung. Man muß hierbei berücksichtigen, daß die Quarzlampen, wenn sie neu sind, erheblich mehr Licht
ausstrahlen als nach einiger Zeit des Gebrauches, und daß bei wechselnder
Netzspannung ebenfalls die Lichtausbeute erheblich variiert. Ferner
reagieren die einzelnen Individuen sowohl als auch verschiedene Körper-
gegenden etwas verschieden auf die Bestrahlung, und wir dürfen erwarten, daß Brust, Seitenfläche des Thorax, Beugeflächen der Arme
und Beine empfindlicher sind als die Streckseiten, der Rücken und das
Gesicht. Außerdem sind brünette Menschen wesentlich unempfindlicher
als blonde, besonders Albinos, und fast ganz unempfindlich sind die Dorsal-
flächen der Hände. Man muß sich über diese Verhältnisse am ganzen
Körper orientieren, weil doch gelegentlich Alopezien auftreten, die auch
die Lanugobehaarung der gesamten Körperoberfläche betreffen können
(siehe Abb. 66), und andererseits die Quarzlampenbestrahlungen ja für
viele Dermatosen und auch für gewisse innere Erkrankungen in Frage
kommen. Die Erfahrung hat gezeigt, daß zur Behandlung der Alopecia
areata eine Bestrahlung von 10—20 Minuten Dauer, je nachdem wir es
mit einem blonden oder brünetten Individuum zu tun haben, auf dem
Gebiet des behaarten Kopfes die richtige Dosis für den Anfang der Behandlung bildet. Es ist zweckmäßig, die Bestrahlungsdosis so zu bemessen, daß die auftretende Reaktion nur als ein intensives Erythem,
eventuell mit nachfolgender leichter, seröser Exsudation auftritt. Die
nach der Bestrahlung einsetzende Reaktion beginnt etwa nach 4—6
Stunden; sie zeigt sich zunächst in einem leichten Spannungsgefühl,
geringem Brennen der Haut nebst Rötung. Im Laufe der nächsten
Stunden gesellt sich hierzu eine Schwellung und am nächsten Tage
eine geringe Exsudation. Zur eigentlichen Blasenbildung braucht es
nicht zu kommen. Indessen ist das Auftreten solcher nicht gerade ein
Kunstfehler, jedoch meist mit Schmerzen verbunden. Manche Individuen sind wenig empfindlich und berichten nur ein leichtes Brennen
oder Jucken. Andere wieder klagen, ohne daß die sichtbare Reaktion
einen besonders hohen Grad erreicht zu haben braucht, über deutliche
Schmerzen in der Kopfhaut, und gelegentlich treten heftige neuralgische
Beschwerden auf, die für 12—24 Stunden Narkotika nötig machen.
Meist erreicht man aber auch durch Umschläge mit essigsaurer Tonerde
oder $\frac{1}{2}$%igem Resorzinwasser ausreichende Linderung. Bei Bestrahlungen in der Nähe der Stirn tritt zumeist ein Ödem der Stirn auf, welches
auch zu einer erheblichen Anschwellung der oberen Augenlider führen
kann. Man muß die Patienten im voraus auf das Auftreten derartiger
Erscheinungen aufmerksam machen, da sie sonst trotz der Harmlosigkeit

des Ödems erschrecken. In einigen Tagen verschwindet die Schwellung, während die Rötung der Kopfhaut ca. 14 Tage bestehen bleibt. Sie nimmt allmählich unter mehr oder weniger starker Desquamation einen bräunlicheren Ton an und geht schließlich in eine deutliche Pigmentierung über. Ist es bis zur serösen Exsudation am ersten Tage gekommen, so bilden sich leichte Krusten, und nach 5—6 Tagen beginnt eine großlamelläre Abschuppung, deren Ablauf und Abstoßung durch 2%iges Salizylvaselin beschleunigt werden kann. Nach 3—4 Wochen kann eine erneute Bestrahlung stattfinden, und so fort, ungefähr allmonatlich eine Lichtbehandlung, die bei einzelnen Herden aus einer einfachen Bestrahlung, bei zahlreichen auf verschiedenen Stellen gelegenen Herden aus einer Serie von Bestrahlungen besteht, die am besten hintereinander in einer Sitzung stattfinden. Bei zahlreichen Herden oder bei großen kahlen Flächen, die nicht auf einmal gleichmäßig mit dem Licht getroffen werden können, ist es zweckmäßig, durch Blaustiftumrandung eine Einteilung in Zonen vorzunehmen, die einzeln sorgfältig abgedeckt und bestrahlt werden. Tut man dies nicht, so läuft man Gefahr, die Randpartien zweier aneinander stoßender Bestrahlungsfelder doppelt und mithin zu stark zu bestrahlen, da ja die stattgehabte Bestrahlung erst einige Stunden später durch die auftretende Reaktion kenntlich wird. Nur muß man dafür Sorge tragen, daß man entsprechend dem Schutz, den das durch die Bestrahlung produzierte Pigment gewährt, jede folgende Bestrahlung etwas länger ausdehnt, so daß wir statt 10 bis 20 Minuten in der ersten Serie, 20—30 Minuten bei der zweiten, 30—40 Minuten bei der dritten, 40—60 Minuten bei den folgenden Serien bestrahlen. Über 60 Minuten hinauszugehen, haben wir bisher nicht für nötig befunden, da hiermit immer noch eine genügende Reaktion erzielt werden kann.

Besonderer Wert muß stets darauf gelegt werden, daß die Behandlung auch sämtliche Alopecieherde nach Möglichkeit trifft. Wir lassen bei Männern, wenn es irgend durchführbar ist, den ganzen Kopf kurz scheren, um die beginnenden kleinen, eventuell stecknadelkopf- oder linsengroßen Alopecieherde, die sonst der Quarzlichtbehandlung entgehen würden, aufzudecken. Bei Frauen muß man sich meistens damit begnügen, die gesamten behaarten Gebiete unter gründlicher Scheitelung auf noch nicht beobachtete Herde abzusuchen, um Rezidiven, die von solchen Stellen ausgehen, vorzubeugen. Denn selbstverständlich haben die Lichtstrahlen keinerlei Fernwirkung, und es heilen nur die direkt und intensiv bestrahlten Herde ab.

Als besonders wichtig müssen wir betonen, daß die Behandlung periodisch in Intervallen von 3—4 Wochen, d. h. jedesmal nach Ablauf der Reaktion, konsequent durchgeführt werden muß, und zwar nicht nur so oft, bis der letzte Rest von kahlen Stellen vollkommen behaart ist, sondern noch zwei- oder dreimal mehr, um das Auftreten von Rezidiven zu verhindern. Erfahrungsgemäß bleibt mitunter, auch bei guter Haarregeneration, ein kleiner linsen- bis pfenniggroßer Fleck übrig, der sich zunächst refraktär erweist, resp. nur spärlich bewachsen wird, und der gegen die Umgebung ein klein wenig deprimiert erscheint. Die Patienten geben häufig an, daß diese Stelle der Ausgangspunkt des ganzen Leidens gewesen ist. Läßt man diesen Herd bestehen, so treten nach mehr oder weniger langer Zeit von ihm ausgehende Rezidive auf, und so erklären sich manche Mißerfolge, die nicht nur bei der Lichtbehandlung, sondern auch bei der Behandlung mittels anderer Methoden beobachtet werden. Es ist also notwendig, gerade diese restlichen Herde besonders intensiv und öfter als die übrigen bis zu ihrer möglichst vollkommenen Beseitigung zu bestrahlen. Indessen tritt auch in einer nicht unbedeutenden Zahl von Fällen die Regeneration schon nach einer einzigen Bestrahlung ein und kann von Dauer sein (siehe Fall Nr. 162).

Während wir bis zum Jahre 1909 vorwiegend Fälle von reiner Alopecia areata in Lichtbehandlung genommen haben, haben wir von da ab dieselbe Therapie auch bei Behandlung von Seborrhöe und vor allem Alopecia praematura, die fast ausnahmslos mit Seborrhöe einhergeht, systematisch angewandt und in der Mehrzahl der Fälle eine Regeneration der Haare beobachtet, gleichgültig, welcher Altersstufe die Patienten angehörten. Bei anderen Fällen ist der Erfolg nicht so sicher, indessen haben wir dann meist kräftige Lanugobehaarung auftreten sehen, und wir müssen es dahingestellt sein lassen, ob durch eine weitere Fortsetzung der Behandlung, die von den Patienten zu früh aufgegeben wurde, doch noch ein Erfolg zu erwarten gewesen wäre.

Sind infolge häufiger Bestrahlung bleibende Pigmentierungen aufgetreten, oder reagiert die Haut selbst bei stundenlanger Bestrahlung aus unmittelbarer Nähe oder im Kontakt, nicht mehr auf das Quarzlicht, so haben wir unter Zuhilfenahme der Chromoradiotherapie [1] noch ein Mittel zur Verfügung, um solch torpide Gebiete zur Reaktion zu bringen. Wir verwandten mit Erfolg eine 2%ige Lösung von Magdalarot oder Resorzinblau mit Glyzerinzusatz, welche in gewisser Weise sensibilisierend auf die zu bestrahlenden Gebiete einwirkt.

Ebenso undankbar wie die Therapie der Alopecie war auch früher die Behandlung der Trichorrhexis nodosa sowie der Spaltung der einzelnen Haare. In diesen Fällen bedarf es heute nur weniger leichter Bestrahlungen, die zum Erythem führen, um die Affektion zu beseitigen. Offenbar genügt die Wochen und Monate unterhaltene leichte erythematöse Reizung, um infolge der Hyperämie die erkrankten und durch periodische Ernährungsstörungen stellenweise in ihrer normalen Entwickelung geschädigten Haare wieder zu normalem Wachstum zu bringen.

Da die vorstehenden Fälle zum Teil schon jahrelang bestanden und vorher nach Anwendung der verschiedenartigsten Haarkuren ohne

---

[1] Berl. klin. Wochenschr. 1908 Nr. 48. Vortrag, gehalten in der Medizinischen Gesellschaft.

jede Besserung blieben, während sie bis auf die ausdrücklich bezeichneten Fälle nach Einsetzen der Quarzbehandlung geheilt oder gebessert worden sind, so können wir unser in der oben zitierten Arbeit abgegebenes Urteil, daß die Lichtbehandlung der Alopecie die bei weitem wirksamste und sicherste Methode ist, vollkommen aufrecht erhalten. Es wurde 1909 von Bering (100 Fälle) und von Schattmann (70 Fälle) bestätigt. Wir können das Indikationsgebiet vor allem auf die so überaus verbreitete und prognostisch außerordentlich günstige diffuse Alopecie auf seborrhoischer Basis, sowie die Trichorrhexis nodosa, die Trichoptilosis (Spaltung der Haare) und die Canities circumscripta ausdehnen. In allen Fällen, in denen der ganze Kopf genügend durchbestrahlt wurde, blieb eine anfangs vorhandene Seborrhöe geheilt.

Wir haben in der Anwendung des ultravioletten Lichtes mittels der modifizierten Heräus-Quarzlampe ein therapeutisches Agens zur Verfügung, welches in weitaus der Mehrzahl der Fälle deutlich und relativ schnell wirksam und zurzeit das sicherste Mittel zur Behandlung der Alopecie in ihren verschiedenen Formen und mancher anderer Haarkrankheiten ist. Wenn es auch nicht gelingt, alle Fälle vollkommen zu heilen, so tritt doch mit verschwindenden Ausnahmen klinisch eine so erhebliche Besserung ein, daß wir zumeist von kosmetisch ausreichenden Resultaten sprechen können. Freilich glückt es nicht immer, Rezidive auszuschalten, und das Auftreten von solchen erschwert und kompliziert die Beurteilung des Erfolges. Bei unserer Unkenntnis über die Ätiologie vieler Alopecien ist es häufig unmöglich, zu entscheiden, ob ein Rezidiv nach einem oder zwei Jahren wirklich als Rezidiv oder als neue Erkrankung, neue Infektion, neue trophische Störung oder sonstwie aufzufassen ist. Vom praktischen Standpunkt ist diese Frage von untergeordneter Bedeutung, denn, gleichviel woher das Rezidiv stammt, fast stets sind wir in der Lage, mit der Quarzbehandlung das Rezidiv ebenso leicht und sicher zu beseitigen wie die ursprüngliche Erkrankung. Wenngleich es daher für eine ganze Anzahl von Fällen genügen mag, eine durch eine einmalige Bestrahlung oder Bestrahlungsserie erzielte Haarregeneration als definitive Heilung zu betrachten (Beweis Fall Nr. 162, 199), so glauben wir doch, die in der früheren Arbeit (l. c.) aufgestellte Forderung aufrecht erhalten zu müssen, die Bestrahlung — selbst nach eingetretener Heilung — in vierwöchentlichen Intervallen noch einige Male vorzunehmen. Eine Schädigung der Patienten durch zu oft wiederholte Bestrahlung haben wir bisher nicht beobachtet.